DE LA

PARALYSIE GÉNÉRALE

ÉTIOLOGIE

PATHOGÉNIE — TRAITEMENT

PAR

Le Professeur **MAIRET**
CORRESPONDANT DE L'ACADÉMIE
DE MÉDECINE
MÉDECIN EN CHEF

et Le Docteur **VIRES**
CHEF DE CLINIQUE DES MALADIES
NERVEUSES ET MENTALES
MÉDECIN ADJOINT

DE L'ASILE PUBLIC D'ALIÉNÉS DE L'HÉRAULT

PARIS

MASSON ET Cⁱᵉ ÉDITEURS

LIBRAIRES DE L'ACADÉMIE DE MÉDECINE
120, BOULEVARD SAINT-GERMAIN

1898

PARALYSIE GÉNÉRALE

ÉTIOLOGIE — PATHOGÉNIE — TRAITEMENT

MONTPELLIER. — IMPRIMERIE CHARLES BOEHM

DE LA
PARALYSIE GÉNÉRALE

ÉTIOLOGIE
PATHOGÉNIE — TRAITEMENT

PAR

Le Professeur MAIRET

CORRESPONDANT DE L'ACADÉMIE
DE MÉDECINE

MÉDECIN EN CHEF

Le Docteur VIRES

CHEF DE CLINIQUE DES MALADIES
NERVEUSES ET MENTALES

MÉDECIN ADJOINT

DE L'ASILE PUBLIC D'ALIÉNÉS DE L'HÉRAULT

PARIS

MASSON ET Cie ÉDITEURS

LIBRAIRES DE L'ACADÉMIE DE MÉDECINE
120, BOULEVARD SAINT-GERMAIN

1898

PARALYSIE GÉNÉRALE

ÉTIOLOGIE — PATHOGÉNIE — TRAITEMENT

EXPOSÉ ET DIVISION DU SUJET

Le terme de paralysie générale rappelle actuellement à l'esprit du clinicien une double idée : symptomatique et anatomique.

Symptomatique. — La paralysie générale est une maladie qui s'exprime par deux ordres de symptômes, des symptômes intellectuels et des symptômes moteurs ; les premiers caractérisés par de la démence et généralement du délire ; les seconds par des troubles paralytiques généralisés et incomplets.

Anatomique. — La paralysie générale est une inflammation chronique diffuse du système nerveux central, parenchymateuse pour les uns, interstitielle pour les autres, mais inflammation banale, ordinaire et toujours identique à elle-même.

Et, quand de la symptomatologie et de l'anatomie, le même clinicien passe à la pathogénie, c'est-à-dire à la recherche de la nature intime de la maladie, base obligée des indications thérapeutiques et du traitement, il ne va pas au delà de l'idée anatomique. La notion d'inflammation, banale et vulgaire, résume pour lui sa conception pathogénique.

Cette conception doit-elle être aussi limitée ? Derrière l'apparente unité symptomatique et anatomique de la paralysie générale, ne se cache-t-il pas une diversité de nature ?

1

C'est là une question qui nous préoccupe depuis longtemps et que différentes raisons nous ont amenés à nous poser.

a) D'abord, c'est un besoin de notre esprit, né de l'enseignement clinique de notre École. Celle-ci nous apprend, en effet, qu'une même lésion anatomique peut être due à des causes pathogènes différentes et nous oblige à établir, après le diagnostic symptomatique et anatomique, le diagnostic pathogénique.

b) C'est, ensuite, la tendance actuelle de l'anatomie pathologique. Cette science, non seulement confirme les notions qui précèdent, mais encore, pour ce qui concerne la démence paralytique, elle tend à retrouver dans les lésions caractéristiques de cette maladie des modalités différentes suivant la cause productrice.

c) C'est encore l'observation clinique. Lorsqu'on se meut dans un milieu hospitalier comme le nôtre, où sont réunis un grand nombre de paralytiques généraux, on ne tarde pas à s'apercevoir que, si tous présentent un fonds commun, la démence et la paralysie généralisée, les symptômes qui accompagnent ces manifestations primordiales sont loin d'être toujours les mêmes.

d) C'est enfin le néant de la thérapeutique fondée sur la seule conception anatomique.

Nous avons donc repris l'étude pathogénique de la paralysie générale. Depuis de longues années, nous réunissons les matériaux nécessaires à cette étude, et nous aurions pu donner, plus tôt peut-être, les résultats auxquels nous sommes conduits. Si nous ne l'avons pas fait, c'est que nous voulions laisser au temps le soin de les confirmer.

Deux voies semblent pouvoir conduire aujourd'hui à la connaissance de la pathogénie de la paralysie générale, celle de l'anatomie pathologique et celle de la clinique.

Cliniciens, c'est cette dernière que nous avons choisie. C'est à l'étiologie que nous avons demandé le secret de la pathogénie, suivant ainsi les traditions de l'École française, dont Morel déjà a fait une si brillante application à l'étude de l'aliénation mentale.

De sorte que notre travail est double, pour ainsi dire, étiologique et pathogénique.

Voici comment nous avons procédé :

Nous avons réuni tous les dossiers de nos paralytiques généraux. Leur nombre s'élève à plus de mille. Nous avons étudié chacun d'eux et minutieusement noté toutes les causes indiquées, tant héréditaires qu'acquises.

Malheureusement, dans le plus grand nombre des cas, les renseignements étiologiques manquent ou sont incomplets. Nous avons laissé de côté toutes les observations de cet ordre et n'avons conservé que celles dans lesquelles les renseignements sont complets.

Ces dernières sont au nombre de 174. Ce sont ces 174 cas qui ont servi à notre étude.

On pourra peut-être nous objecter que ce nombre est insuffisant pour résoudre une question aussi importante que celle que nous posons. Et, en effet, il est certains facteurs, tels l'hérédité syphilitique, le saturnisme, etc..., que nous n'avons pas rencontrés chez nos malades et qui peuvent, d'après certains auteurs, jouer un rôle dans la production de la paralysie générale.

Et, d'autre part, comme on le verra plus tard, il est des points que le trop petit nombre de nos observations ne nous permettra pas d'élucider d'une manière complète.

Ce nombre, nous aurions pu l'augmenter, par des emprunts faits à d'autres auteurs. Nous avons craint, en agissant ainsi, de détruire l'homogénéité de notre travail. Il faut qu'une étude comme celle que nous faisons soit conçue dans le même esprit, que tous les facteurs étiologiques possibles soient recherchés, sinon on s'expose à donner à certains d'entre eux une importance exagérée.

D'ailleurs, nos 174 cas sont suffisants pour nous permettre, nous espérons le démontrer, d'établir, dans leurs grandes lignes, l'étiologie et la pathogénie de la paralysie générale.

Nous avons donc 174 observations de paralytiques généraux dans lesquelles les renseignements sont complets, relativement aux facteurs qu'on peut incriminer comme cause de la maladie.

PARALYSIE GÉNÉRALE. OBSERVATIONS

A. CAUSES UNIVOQUES

1° Arthritisme 15
2° Cérébralité 14
3° Hérédité alcoolique 5
4° Alcoolisme personnel 16
5° Syphilis 6

B. CAUSES MULTIPLES

1° *Arthritisme* combiné avec :

Hérédité cérébrale pure......
»   et excès génésiques......
»   excès de boissons ......
»   »   et de femme.
»   alcoolisme......
»   »   fièvre typhoïde..
»   »   héréd. nerveuse, syphilis......
»   excès de boissons, fièvre typhoïde ......
»   alcool., excès génésiques..
Hérédité alcool., alcoolisme personnel ......
»   »   excès génésiques......
Hérédité tuberculeuse, excès génésiques, soucis d'affaires......
»   fatigues, misères, souc.
»   alcoolisme personnel, trauma......
Hérédité vésanique, alcoolisme personnel......
»   »   syphilis......
»   excès divers,   »   ......
Alcoolisme......
Alcoolisme et tabagisme ......
Alcoolisme et syphilis......
Syphilis......
»   trauma...................... 1
excès de tout genre............ 2
chagrins domestiques.......... 1
infection aiguë............... 3

2° *Cérébralité* combinée avec :

Hérédité alcoolique ......
»   alcoolisme personnel ....
»   »   syphilis.
»   trauma......
Hérédité tuberculeuse, excès de tous genres.
Hérédité mentale pure......
»   alcoolis. personnel, syphil.
Alcoolisme personnel......
»   syphilis......
Alcoolisme, excès de travail intellectuel......
»   et trauma ......
»   et excès génésiques ......
Syphilis......
Excès de boissons, excès génésiques, tabac ..
Excès génésiques......

3° *Hérédité alcoolique* combinée avec :   17

Hérédité tuberculeuse, excès de tout genre... 1
»   et psychique, fièvre typhoïde, trauma...... 1
Hérédité mentale, alcoolisme personnel...... 2
»   »   syphilis. 1
Alcoolisme personnel 6
»   trauma................. 2
»   syphilis 2
Syphilis, excès génésiques.................... 1
Rhumatisme........................ 1

4° *Alcoolisme* combiné avec :   24

Hérédité tuberculeuse 1
»   et mentale.............. 1
»   excès génésiques 1
»   trauma................ 1
»   excès de tout genre.... 1
»   syphilis 2
Hérédité mentale....................... 2
»   excès vénériens............. 1
»   tuberculose, personnelle..... 1
»   fièvre typhoïde et alcool. pers. 1
Syphilis.......................... 1
»   et excès génésiques................. 1
Trauma.......................... 2
»   et tabac........................ 1
Excès de tout genre.................. 2
»   génésiques et intellectuels............. 1
Fatigues intellectuelles................ 1
Paludisme.......................... 1

5° *Syphilis* combinée avec :   8

Hérédité mentale....................... 4
»   et nerveuse 1
»   et tuberculeuse 1
Excès de boissons, surmenage............. 1
Trauma.......................... 1

C. CAUSES DIVERSES

Fièvre typhoïde, hérédité tuberculeuse mentale   1
»   mentale, dysenterie, chagrins, hémorrh.   1
Traumatisme, excès de boissons, tabagisme.   1
»   insolation, excès de travail...   1
Ataxie locomotrice...................... 1

PAS DE CAUSES...................... 1

L'étude de ces observations nous a montré que ces facteurs sont divers.

Mais, constater tel facteur étiologique possible dans les antécédents d'un malade n'est pas suffisant, pour dire que ce facteur a un rôle étiologique, et, à plus forte raison, qu'il a pu produire la maladie. Aussi, avons-nous repris chacun d'eux et nous les avons étudiés dans autant de chapitres distincts.

Nous nous sommes demandé pour chacun :

1° S'il a un rôle étiologique.

2° Dans le cas de l'affirmative, quelle est l'importance de ce rôle.

Cela fait, quittant alors le domaine de l'étiologie pure, nous avons recherché comment agit la cause pour produire la maladie, c'est-à-dire que nous sommes entrés dans le domaine de la pathogénie.

Et enfin, dans les cas où ce facteur a un rôle pathogène, c'est-à-dire dans les cas où il peut par lui-même créer la maladie, nous avons recherché s'il ne marque pas cette dernière d'un cachet particulier.

Ces diverses études constituent la première partie de notre travail, la partie analytique et critique.

Dans une seconde partie, partie synthétique, nous dégageons, au double point de vue de l'étiologie et de la pathogénie, les enseignements mis en lumière par notre étude analytique.

Dans une troisième partie enfin, nous établissons les indications thérapeutiques et les moyens de les remplir, en nous inspirant des données pathogéniques, mises en relief par notre étude antérieure.

Notre travail se compose donc de trois parties :

1° Etude analytique.

2° Etude synthétique.

3° Traitement pathogénique.

PREMIÈRE PARTIE

ÉTUDE ANALYTIQUE

Le dépouillement des 174 observations personnelles qui servent de base à notre travail nous a montré dans 173 cas l'existence de facteurs pouvant être incriminés comme cause de paralysie générale.

Une seule fois, nous n'en avons trouvé aucun.

Les facteurs sont divers, *héréditaires ou acquis*.

a) *Héréditaires*. C'est l'arthritisme ; l'hérédité cérébrale ; l'hérédité alcoolique ; l'hérédité tuberculeuse ; l'hérédité mentale et nerveuse.

b) *Acquis*. C'est l'alcoolisme ; la syphilis ; ce sont les infections aiguës ; les excès divers ; le traumatisme ; les causes morales ; l'ataxie locomotrice.

L'étude de nos observations nous a montré ensuite que, parfois, on ne rencontre qu'un seul facteur, que, d'autres fois et le plus fréquemment, on en constate plusieurs chez le même malade.

Lorsqu'il existe un seul facteur, celui-ci n'est pas toujours le même.

C'est par ordre de fréquence :

L'alcoolisme personnel	16	fois.
L'arthritisme	15	—
La cérébralité	14	—
La syphilis	6	—
L'hérédité alcoolique	5	—
L'ataxie locomotrice	1	—

Lorsqu'il existe plusieurs facteurs, ceux-ci se combinent différemment suivant les cas ; mais ce qui frappe, c'est que sur les 115 cas de cet ordre, 113 fois, c'est-à-dire dans la presque totalité, on rencontre constamment un des facteurs existant seul.

C'est ce que met nettement en relief le tableau ci-contre.

Ces seules constatations portent déjà à penser que, si ces divers facteurs ont un rôle étiologique, ce rôle est différent d'importance, puisque les uns se retrouvent, pour ainsi dire dans tous les cas, soit seuls, soit combinés, tandis que les autres peuvent manquer.

On est encore entrainé vers cette même idée quand on étudie la fréquence de ces facteurs. Celle-ci est, en effet, très variable. A ce point de vue nous obtenons le tableau suivant :

TABLEAU I.

Alcoolisme...................	84 fois soit,	48		°/₀.
Cérébralité..................	57 — —	32 7		»
Arthritisme	49 — —	28		»
Syphilis....................	40 — —	23		»
Excès div. et causes morales..	31 — —	17 7		»
Hérédité alcoolique.........	29 — —	16		»
Hérédité mentale et nerveuse	24 — —	13 8		»
Hérédité tuberculeuse.......	15 — —	8 6		»
Traumatisme................	14 — —	8		»
Infections aiguës	10 — —	5 7		»
Ataxie locomotrice	1 — —	0,5 7		»

Ainsi, nous avons tout naturellement étudié d'abord les facteurs qui existent seuls ou qu'on rencontre, pour ainsi dire toujours, associés aux autres.

Nous étudions ainsi successivement : l'arthritisme, la cérébralité, l'hérédité alcoolique, l'alcoolisme, la syphilis, l'hérédité tuberculeuse, l'hérédité mentale et nerveuse, les infections aiguës, le traumatisme, les infections de tout genre, l'ataxie locomotrice, et nous terminons par quelques considérations sur l'âge, le sexe et la profession.

CHAPITRE PREMIER

HÉRÉDITÉ ARTHRITIQUE — ARTHRITISME

Sous le nom *d'arthritisme*, nous désignons ces maladies diathésiques étudiées par Bouchard, dans leur pathogénie, et groupées par lui sous le nom de *Maladies par ralentissement de la
nutrition* (*bradytrophie de Landouzy*). Ce sont le rhumatisme, la
goutte, l'arthritisme proprement dit, l'obésité, l'eczéma, le dia-
bète, la gravelle, la lithiase biliaire, etc.

A ces diathèses nous joindrons le cancer, et cela pour une
raison essentiellement clinique.

Quand nous étudions la généalogie de certains de nos paralytiques, nous y voyons le cancer coexister souvent avec d'autres
manifestations de l'arthritisme, avec l'obésité, par exemple. Il
n'est pas rare de voir, parmi les ascendants de nos paralytiques
signalés, un cousin, des oncles et des tantes obèses et, parmi
ces derniers, un cancéreux. Si bien que la clinique ne nous
permet pas de séparer le cancer de l'arthritisme. Ce cancer
n'est-il, comme le pensent certains auteurs, que la terminaison
ultime de l'arthritisme, ou bien ce dernier ne fait-il que fournir
un terrain favorable au développement du parasite cancéreux,
comme le fait la scrofule pour le microbe de la tuberculose ?
Nous ne savons, mais peu importe la théorie, l'observation clinique nous montre le cancer trop intimement uni à l'arthritisme
pour que nous puissions les disjoindre dans l'étude que nous
faisons actuellement.

Les diathèses sont, on le sait, des maladies essentiellement
héréditaires et qui, dans leur transmission, ne se traduisent pas
toujours sous la même forme. Si le rhumatisant à crises aiguës
peut transmettre à son descendant un rhumatisme se traduisant
lui aussi sous forme de crises aiguës, d'autres fois, il n'en est

pas ainsi. Ce que l'ascendant transmet au descendant, c'est le fond de sa maladie ; c'est-à-dire cette viciation dans les échanges nutritifs que Bouchard regarde comme le lien commun qui réunit le groupe arthritique. Cette viciation se fait sentir tantôt d'une manière, tantôt de l'autre, atteignant plus particulièrement chez celui-ci tel ou tel organe, chez celui-là, tel ou tel autre.

Ces deux modes de transmission, nous les retrouvons chez nos héréditaires diathésiques. Ceux-ci ont franchement hérité de leurs parents des crises de rhumatisme aigu ; ceux-là, au contraire, n'ont pas de crises, mais sont marqués au coin de la diathèse.

Ainsi, un père graveleux donne naissance à un enfant eczémateux et hémorrhoïdaire (Nour...) ; un père rhumatisant à crises aiguës donne naissance à un fils migraineux et hémorrhoïdaire (Hort...).

Mais il n'en est pas moins vrai que chez tous, peu importe la forme revêtue, la diathèse s'est transmise dans son fond des parents aux enfants, et, si nos malades sont des héréditaires diathésiques, ce sont aussi des diathésiques. Si bien que c'est autant l'étude de l'arthritisme dans ses rapports étiologiques et pathogéniques avec la paralysie générale que l'étude de l'hérédité arthritique dans ces mêmes rapports que nous faisons ici.

I.

CECI DIT, CES DIATHÈSES PEUVENT-ELLES DONNER NAISSANCE A LA PARALYSIE GÉNÉRALE ?

Nous retrouvons 49 fois l'arthritisme chez nos malades, soit dans 28 %. Mais il en est un certain nombre que nous ne pouvons utiliser.

Dans ces cas, en effet, à la diathèse s'ajoutent des causes multiples, parmi lesquelles, l'alcoolisme, la syphilis, ou quelque autre cause héréditaire, la cérébralité, par exemple, causes dont la plupart peuvent, comme nous le verrons, produire la paralysie générale. De ce chef, il faut diminuer nos 49 observations de 34, ce qui réduit à 15 le nombre de celles qui nous permettront de juger la question posée.

Nous divisons ces 15 observations en deux groupes, suivant que les paralytiques généraux, descendants de diathésiques, ont eu ou n'ont pas eu pendant leur vie les manifestations ordinaires de la diathèse. Nous verrons, tout à l'heure, que cette division est inutile et que dans l'un et l'autre cas le lien pathogénique qui unit la diathèse à la paralysie générale est le même. Si nous la faisons, c'est pour simplifier notre étude.

II.

Premier Groupe. — PARALYTIQUES GÉNÉRAUX PRÉSENTANT LES MANIFESTATIONS ORDINAIRES DE LA DIATHÈSE.

Ces paralytiques sont au nombre de 4 et sont tous des rhuma·tisants.

Nous résumons ci-dessous leurs observations.

PREMIÈRE OBSERVATION.

B..., entre à l'Asile, à l'âge de 52 ans, le 20 novembre 1885.
Héréditaire rhumatisant, il a lui-même des rhumatismes.
B... n'a pas eu de maladie dans son enfance. Très nerveux et vif, il était doué de beaucoup de bon sens et d'une réelle intelligence. Aussi, ayant une certaine instruction, était-il le conseiller de son village. B... n'a fait aucun excès de boissons et de femmes, il semble n'avoir pas fait davantage d'excès de travail; il était cultivateur et avait une vie très-régulière, cependant il a fait parfois des imprudences. C'est ainsi qu'il couchait souvent dehors pendant l'été et prenait des bains alors qu'il était en transpiration, imprudences auxquelles il fait jouer un grand rôle dans la production des rhumatismes dont il est atteint; il fumait, en outre, beaucoup, à l'excès même.
A l'âge de 20 ans, il eut une première atteinte de rhumatisme, atteinte sur l'importance de laquelle nous ne sommes pas fixés, pas plus que sur celle d'autres atteintes qu'il a eues pendant le cours de sa vie; tout ce que nous savons, c'est que B... était rhumatisant.

En 1869, il a eu un rhumatisme généralisé qui l'a retenu pendant
3 mois au lit et qui a laissé, du côté des doigts, et plus particulièrement du pouce gauche, des traces indélébiles. Depuis lors, il fait
chaque année deux saisons à Lamalou, ce qui ne l'empêchait pas
d'avoir, pendant l'hiver, des douleurs erratiques généralisées.

Il y a deux ans, nouvelle atteinte de rhumatisme généralisée qui
l'obligea de nouveau à garder le lit pendant 3 mois. L'année auparavant, B... avait eu une fièvre muqueuse avec accidents cérébraux,
qui l'anémia beaucoup et laissa, après elle, des tremblements musculaires et des maux de tête contre lesquels on donne du bromure
de potassium.

Il y a trois mois, travaillant aux champs, il prit mal et fut forcé
de garder le lit pendant quelques jours ; il divaguait beaucoup pendant ce temps. Mais c'est depuis un mois seulement que son caractère s'est complètement modifié. Il a eu des hallucinations terrifiantes de la vue et de l'ouïe (il voyait des charrettes chargées et
des tombereaux qui, se renversant, écrasaient des femmes, des
enfants, il entendait des cliquetis de sabre, etc.). La nuit, il ne
dormait pas, il quittait son lit, il voulait sortir au dehors, effrayé
par les bruits qu'il entendait, et voulait échapper à des person-
nages imaginaires qui voulaient l'assassiner.

Il entre alors à l'Asile ; le certificat d'entrée est ainsi conçu :

« Présente les signes d'une démence déjà fort avancée, avec troubles paralytiques généralisés. Suivant toute apparence, ces troubles
se rattachent à une dégradation organique cérébrale grave, à
marche progressive. Il n'existe pas en ce moment de délire prédominant ; mais, d'après quelques renseignements recueillis, ce
malade aurait éprouvé des hallucinations de l'ouïe à forme terri-
fiante ».

Et nous prenions, dès le lendemain de l'entrée, l'observation
suivante :

Affaiblissement généralisé du système musculaire. Tremblements des muscles, exagération des réflexes. Entraînement de la
commissure labiale du côté droit. Faible déviation de la langue de
ce côté. Un peu de rougeur avec un peu d'œdème du voile du
palais. Troubles de la parole semblant se rattacher à un défaut de
contraction synergique du voile du palais, nasonnement. Quelques
trémoussements des muscles de la face du côté droit. Pupilles
égales ; arc sénile ; aspect terreux de la face avec flaccidité des
traits ; vieillesse anticipée ; mollesse de toutes les masses muscu-

laires ; raideur des articulations qui craquent, sans lésion, sauf au niveau du poignet droit, qui est gros,douloureux, et, au niveau des doigts, on constate des nodosités de rhumatisme chronique ; le pouce gauche est déformé.

Athéromasie très marquée du système vasculaire. Impossibilité de délimiter la matité cardiaque ; bruits abaissés, peu énergiques avec quelques irrégularités à certains moments et un premier bruit rude, se faisant presque aux deux temps et un peu soufflé au niveau de la pointe ; deuxième bruit claqué au niveau de l'aorte. Les altérations valvulaires sont moins profondes que semblerait l'indiquer l'athérome artériel.

Dilatation de l'estomac qui recouvre toute la région splénique et une partie de la région hépatique ; abaissement du foie, qu'on sent sous le doigt au-dessous des fausses côtes.

La matité s'étend assez loin au bas de ce côté, et la pression est douloureuse ; rien de semblable de l'autre côté. Bourses flasques, pendantes. Langue pâle, violacée, encrassée.

Nutrition évidemment profondément altérée chez cet homme.

La pression sur le lit au niveau des coudes produit des congestions. Bourrelet hémorrhoïdaire, différentes petites cicatrices sur le corps à droite.

Conservation de la sensibilité à la douleur.

Embrouillement intellectuel considérable ; aucune suite, surexcitation maniaque intense. Sentiment de crainte, a peur de tout, le moindre bruit l'apeure, ne repose pas la nuit.

24 novembre 1885. Ce malade est un peu moins ahuri que lors de son entrée, mais l'état physique n'est pas meilleur, la paralysie fait des progrès. M. B..... se plaint de souffrir de partout, mais surtout des reins et d'être très faible. Il confirme les renseignements sur l'absence d'intoxication alcoolique et de syphilis et nous dit que, depuis l'âge de 20 ans, il a beaucoup souffert de douleurs rhumatismales.

Avril 1886. Sous l'influence des reconstituants, des bains sulfureux et des toniques, et en particulier du quinquina combiné avec quelques sédatifs, il s'est produit chez B..... une réelle et importante amélioration. Le système musculaire a repris de la tonicité, de sorte que tous les mouvements sont devenus plus fermes et plus précis ; tout en restant cependant encore atteints, les tremblements musculaires se sont, eux aussi, atténués ; l'intelligence a subi, elle aussi, une amélioration, B.... n'a plus ces sentiments de frayeur qu'il avait autrefois, l'embrouillement intellectuel a

beaucoup diminué, et, tout en restant encore manifestement affaiblie, dans son fond, l'intelligence a repris elle aussi plus de solidité
B.... a été rendu à sa famille, qui le réclamait, le 15 avril 1886.

OBSERVATION II.

Car.., Jean. est fils d'un rhumatisant et présente lui-même des
manifestations rhumatismales. Il a eu pendant sa vie plusieurs
poussées aiguës.

Jusqu'à l'âge de 66 ans, les fonctions intellectuelles restent com-
plétement intactes.

Pas de syphilis, pas d'excès d'aucune sorte.

A 66 ans, il tombe d'une charrette, la roue du véhicule lui fait une
blessure au crâne. Immédiatement après cette chute et ce traumatisme, l'intelligence de Car... baisse et le système musculaire
s'affaiblit. Le malade ne s'agitant pas, ses parents le gardent auprès
d'eux, mais, plus tard, de l'agitation avec égarement, revenant
surtout la nuit, nécessite son admission à l'Asile.

Là, nous portons le diagnostic de démence avec troubles paralytiques généralisés, liés à une sénilité anticipée.

Agité, craintif, ce malade est égaré, il tripote dans le courant de
la journée, rode de tous les côtés, se perd dans les cours et les
salles. Parfois rit sans motif ou pour une cause futile, il pleure
comme un enfant. La nuit, il ne dort pas, s'empare des effets des
autres malades, etc...

La paralysie généralisée à l'ensemble des muscles de l'économie
est très marquée. Le cœur est sénile ; il y a une lésion aortique
très nette ; l'athéromasie est généralisée, et, six mois après l'entrée
Car... s'affaisse brusquement, tué probablement par une embolie.

AUTOPSIE. — Encéphale. Les méninges sont épaissies, la pie-
mère est adhérente a la substance grise sous-jacente, et on peut
l'en séparer sans produire des ulcérations.

Cœur. — Insuffisance aortique, dilatation de l'aorte, plaques
d'athérome sur les parois de ce vaisseau. Hypertrophie du ventricule gauche.

L'autopsie des autres organes n'a pas été faite.

OBSERVATION III.

A..., C. (66 ans). — Père asthmatique.

Frère diabétique.

Crise de rhumatisme étant jeune.

Vers 64 ans, dérangement dans les idées.

A 64 ans 1/2, à la suite d'une émotion, délire, hallucinations de la vue et de l'ouïe, se jette sur ceux qui l'approchent.

A 66 ans, entre à l'Asile. On porte le diagnostic de démence paralytique. Cette femme doit immédiatement être placée à l'infirmerie, elle était atteinte d'une pneumonie à laquelle elle succomba quelques jours après son entrée.

OSERVATION IV.

C..., A. (51 ans).

Père rhumatisant mort à 32 ans, dans une crise de rhumatisme.

Mère morte d'une attaque à 34 ans.

Un frère et une sœur stériles. Une autre sœur morte de la poitrine.

Descendants. Trois enfants morts de 2 à 3 mois.

Un mort à 5 ans de congestion cérébrale.

Un survit, sujet à des maux de ventre fréquents.

Antécédents personnels.— Caractère ordinaire. Malheureuse en ménage. Pas d'excès, pas de syphilis, seulement crises fréquentes de rhumatisme, dont une plus violente à l'âge de 49 ans.

A la suite, gastrite persistante, crampes d'estomac, renvois aigres, vomissements, douleurs abdominales. En même temps le caractère, déjà aigri, s'exagère davantage, ne peut supporter personne. Le moindre mot la surexcite, s'emporte et brise tout autour d'elle. Est préoccupée de son estomac et se met à courir les cabarets, buvant de l'absinthe et du vermouth. Veut s'en aller, s'imagine que son fils l'abandonne. Se lève dans la nuit et rode dans la maison.

A 51 ans, entre à l'Asile : démence avec troubles paralytiques généralisés. Est égarée, se couche par terre, se révolte quand on veut la faire se lever, dérange tout, tracasse tout le monde, ne veut pas obéir, est grossière, menace, crie, se déshabille, frappe, mord. Physionomie sans expression, œil atone ; affaissement des traits plus marqué à droite. Est tapie sur elle-même, traîne les pieds en marchant ; forces diminuées, réflexes pupillaires ralentis ; tremblements verticaux et horizontaux des extrémités étendues, serre par secousses irrégulières. Troubles de l'articulation des mots. Mémoire profondément atteinte, 9 sous et 8 sous font 18 francs. Idées de richesse, est riche comme la mer, elle va faire un riche héritage, distribue des brillants à tout le monde. Athéromasie. Insuffisance aortique.

Un mois et demi après l'entrée, est gâteuse, elle est toujours agitée. Elle meurt brusquement, probablement d'embolie,

A l'autopsie. — Cœur hypertrophié, bourgeons charnus dans le cœur gauche, insuffisance mitrale.

Au cerveau, athérome de la sylvienne. Epaississement des méninges.

Adhérences de la pie-mère et de la substance grise au niveau des régions frontales et fronto-pariétales. En ces régions, friabilité de l'écorce grise, qui est rouge et présente des points hémorrhagiques.

La coupe pédiculo-frontale montre la dégénérescence du manteau gris des régions motrices et du lobule de l'insula. La coupe pédiculo-frontale et pariétale : mêmes lésions dans les deux hémisphères avec prédominance du côté gauche. Foyer nécrobiotique dans le noyau opto-strié à gauche.

Ventricules dilatés avec ramollissement des parois.

Taches ecchymotiques du plancher du quatrième ventricule.

Nos quatre malades sont nettement diathésiques ; ils le sont par leurs manifestations personnelles, ils le sont par leur hérédité.

Mais, si nous les étudions plus attentivement dans leur étiologie, nous voyons, chez les uns et chez les autres, à l'hérédité diathésique s'ajouter d'autres causes.

Chez Bern., c'est une maladie *infectieuse* (fièvre typhoïde) ; chez Car., J., c'est un *traumatisme crânien* ; chez And., Clav., c'est *une émotion morale* ; chez Cast., Ag., c'est une *hérédité cérébrale* s'ajoutant à l'hérédité rhumatismale.

Or, si les émotions morales ne sont pas regardées comme pouvant produire, par elles seules, la paralysie générale, il n'en est pas de même de l'infection, du traumatisme et de l'hérédité cérébrale. On peut par suite nous objecter que ce sont ces dernières causes et non la diathèse qui ont produit la paralysie générale. En est-il bien ainsi ? Non, et cela pour les raisons suivantes :

1° Tout, dans la physionomie clinique de nos malades, nos observations le prouvent, qu'il s'agisse des troubles intellectuels, délire, démence, ou des troubles paralytiques, est marqué au coin de la sénilité. La paralysie générale dont ils sont atteints, et cela peu importe leur âge, a tous les attributs de la paralysie générale sénile ;

2° Tout, dans leur habitude extérieure, dans l'état de leur système circulatoire, qui est nettement artério-scléreux, indique aussi la sénilité ;

3° Tout enfin dans les autopsies révèle *cette même sénilité.*

La sénilité est donc le fonds commun qui réunit toutes ces observations. C'est à elle qu'il faut rattacher la paralysie générale dont sont atteints nos malades. Et, comme l'arthritisme seul a pu la créer, c'est bien cet arthritisme en dernière analyse, qui est la cause pathogène de la maladie. N'est-il pas admis communément, en pathologie générale, que la diathèse conduit à la sénilité ?

Est-ce à dire que les autres causes que nous rencontrons chez nos malades n'ont aucune influence ? Non.

Sans elles, il est probable que la paralysie générale ne se serait pas produite. Nombreux sont en effet les séniles, et heureusement relativement peu nombreux ceux d'entre eux qui aboutissent à la paralysie générale.

Ces causes ont agi. Nous verrons ultérieurement quelle est leur importance, mais il est certain que, si elles n'avaient pas trouvé un terrain tout préparé par la sénilité, elles n'auraient pas réalisé à elles seules la paralysie générale.

Par suite, ce qui chez nos malades constitue la cause pathogène de cette dernière est bien la *sénilité créée par la diathèse.*

III.

2e *groupe*. — Paralytiques généraux ne présentant pas les manifestations de la diathèse.

Nous diviserons ce second groupe en deux sous-groupes :

Dans l'un, les paralytiques généraux sont nettement séniles.

Dans le second, ils ne le sont pas, en apparence du moins.

A. 1er *Sous-groupe*. — Il comprend six observations. Les malades qui en font l'objet, ont la même physionomie clinique, la même artério-sclérose, les mêmes lésions de sénilité à l'autopsie, que les malades du premier groupe.

Aussi nous ne croyons pas utile de rapporter nos six observations, et nous nous contenterons de montrer la vérité de ce que nous avançons en relatant les deux suivantes :

Observation V.

Pan..., Franç., 54 ans, cultivateur.

Hérédité. — Grand-père graveleux, arthritique.
Père graveleux, mort à 60 ans, peut-être tuberculeux.
Côté maternel normal.

Collatéraux. — Un frère paralysé à la suite de deux attaques.
Un autre frère sanguin et congestionné.

Descendants. — Deux enfants bien portants.

Antécédents personnels. — Intelligent, travailleur, rangé, pas d'excès, pas de syphilis, variole dans l'enfance.
A 39 ans, maladie gastrique indéterminée.

Début.— A 53 ans, attaque apoplectiforme avec égarement intellectuel pendant un mois, sans troubles paralytiques ; l'intelligence revient peu à peu.
A 53 ans 11 mois, seconde attaque avec somnolence pendant huit jours, le côté gauche reste parésié. Lorsqu'il sort de sa somnolence, agitation, chante, répète pendant des heures entières le même

couplet, se lève la nuit, déchire les draps, les couvertures, défonce les portes et les cloisons. Pas d'idées délirantes de grandeur et de persécutions, pas d'hallucinations.

A 54 ans, entre à l'Asile avec le diagnostic de paralysie généralisée par sénilité anticipée.

Démence complète. Il affirme avoir 19 ans, ne peut faire un calcul simple, ne croit pas être malade. Agitation nocturne, sans délire particulier, parle, jette ses couvertures, se lève, mouille son lit. Traits flasques, congestion passive des pommettes, pupilles égales, troubles dans l'articulation des mots, tremblements de la langue, fatigue des membres supérieurs étendus. Marche peu assurée, corps porté en avant, écartement de la base de sustentation.

Hyperexcitabilité musculaire et tendineuse. Enraidissement des muscles des membres inférieurs.

Athéromasie très marquée.

Au bout de quinze jours, on observe que la paralysie a fait des progrès, il ne marche que très difficilement, traîne surtout la jambe droite. Pleure sans motif.

Deux mois après l'entrée, le côté droit est complètement paralysé, il est obligé de garder le lit, les réflexes et la sensibilité du côté droit sont abolis. Il ne répond même plus quand on l'appelle ; il ne peut prendre que des aliments liquides, de la fièvre se produit, et il meurt.

Autopsie. — Œdème et suffusions sanguines en différentes régions. Athérome de tous les vaisseaux du cerveau avec traînées d'inflammation chronique sur toute leur longueur. Epaississement de la pie-mère ; adhérences généralisées de cette membrane avec le cerveau, mais surtout au niveau du lobe sphénoïdo-pariétal gauche. Ramollissement considérable des parois des ventricules, surtout du ventricule latéral gauche. La paroi inférieure de ce dernier ventricule a pour ainsi dire disparu et est constituée par les méninges seules épaisses. Cette altération retentit à la périphérie sous forme d'affaissement du lobe sphénoïdal.

L'autopsie des autres organes n'a pas été faite.

OBSERVATION VI.

Car., Bez., 52 ans.

Hérédité arthritique.— Rhumatisme et asthme parmi les ascendants paternels, père mort de l'asthme à 50 ans.

Sœur rhumatisante, un frère mort de convulsions, un frère bien portant.

Deux enfants bien portants.

Pas de maladies avant son mariage. Pas d'excès, pas de syphilis. Gastralgie venant sous forme de crise et aboutissant au vomissement.

A 47 ans, accès malin, suppression des règles et peu à peu développement de la maladie. Tristesse, timidité, ne parle pas, semble ne pas comprendre ce qu'on lui dit, ne marche pas, ne fait rien, mouille et salit sous elle.

A 52 ans, est amenée à l'Asile : démence avec troubles paralytiques généralisés mais à prédominance gauche.

Surexcitée, marche continuellement, frappe, pleure par moments sans motif.

Démence profonde : Comment vous appelez-vous ? Allez. — Quel âge avez-vous ? Pardies. — Vous êtes mariée ? Oui. — Avec qui ? Maria. Elle a vingt ans.

Face ridée, avec arborisation au niveau des ailes du nez et des pommettes, arc sénile ; traits effacés à gauche ; pupille gauche plus dilatée, langue déviée à gauche. Abolition des forces ; tassée sur elle-même, marche pliée et inclinée sur le côté gauche.

Radiale flexueuse avec commencement d'athéromasie. Bruits du cœur : faibles à la pointe, claqués à l'aorte.

Cinq mois après, hébétude et démence complètes, écholalie, gâtisme, enraidissement des muscles de la nuque et du tronc et de tous les muscles de l'économie.

Elle a souvent des attaques ; la nutrition devient de plus en plus mauvaise, et elle meurt dans le marasme six mois après son entrée.

Pas d'autopsie.

La similitude clinique et anatomique qui existe entre ces observations et celles qui constituent notre premier groupe est telle que les conclusions que nous avons dégagées de celles-ci s'appliquent à celles-là.

1° C'est à la sénilité qu'il faut rattacher la paralysie générale ;

2° Cette sénilité est fonction de la diathèse, et, par suite, c'est celle-ci qui reste la cause pathogène essentielle de la démence paralytique.

B. 2ᵉ *Sous-groupe.* — Dans les cas qui le constituent au nombre de 5, on ne constate pas, au début du moins, de traces de sénilité ; la paralysie générale se développe en pleine période de virilité.

Dans ces cas, la diathèse n'agirait-elle pas, ou bien si elle agit, agirait-elle d'une façon différente que dans les cas précédents ?

Avant de nous prononcer sur ces deux points, il est nécessaire que nous donnions nos observations.

Observation VII.

Rousq., Et., 36 ans 1/2, comptable.

Hérédité. — Côté paternel : négative.
Côté maternel : grand-père graveleux.
Grand'mère morte âgée.
Mère : gravelle, maladie de cœur, lésion bronchitique consécutive, meurt à 65 ans.
Tante meurt, à 55 ans, d'attaque suivie de paralysie et de démence avec rires et pleurs, a des enfants morts très jeunes ; on ne sait de quoi.
Autre tante a eu des troubles délirants, radotait, est morte à 45 ans, a 2 enfants bien portants.
Un oncle bien portant, mort sans enfants.

Prédisposition. — Moyennement intelligent, mais fatigue cérébrale facile, s'embrouillait volontiers, apathique, pas d'excès, pas de syphilis, pas d'alcoolisme.

Début à 36 ans 1/2.
Le malade ne peut plus faire son travail comme avant. Aussi, Bousq., qui est comptable, se trompe dans ses additions, puis bientôt il reste des journées entières devant ses registres, arrêté dans un calcul très simple.
Lorsque Mᵐᵉ B... nous amène son mari, elle nous raconte ce qui suit : « B..., venait d'être remercié par ses patrons parce qu'il était incapable de tenir sa place. Depuis quelques mois déjà, ses patrons avaient remarqué de la lenteur dans son travail et des erreurs dans ses comptes. Bientôt ses erreurs augmentent, et B... passe des journées entières dans son bureau devant ses registres, incapable de faire quoi que ce soit ».
Pendant ce temps, Mᵐᵉ B... ne s'est aperçue quasi de rien. Elle

avait bien remarqué que son mari, lorsqu'il rentrait, parlait moins qu'avant, était plus pensif ; mais, comme il était d'un naturel taciturne, elle n'y attachait pas grande importance. Cependant déjà, à ce moment, en réfléchissant, elle se souvient que B... avait parfois des troubles dans l'articulation des mots, il bégayait souvent, et il était devenu paresseux comme s'il avait de la peine à marcher. Elle était obligée de le secouer pour le faire promener. Pendant que s'exagéraient les troubles démentiels, s'aggravaient aussi les troubles paralytiques. Le défaut dans l'articulation des mots devenait plus marqué, des tremblements se produisaient aux extrémités supérieures, la marche était de plus en plus lourde. De plus, sans qu'il y ait délire, à proprement parler, B... était devenu plus excitable, et les sentiments affectifs avaient diminué chez lui. A la moindre des choses que faisait son fils, il menaçait de le frapper et souvent aussi il menaçait sa femme.

En même temps que cette irritabilité, était apparue de l'excitation génésique ; tandis que dans les mois qui avaient précédé, la frigidité était à peu près complète, à ce moment, au contraire, l'excitation génésique était marquée.

C'est dans cet état que nous vîmes, pour la première fois, B... malade, que nous avons pu suivre, à partir de ce moment jusqu'à sa mort.

B... a tout le faciès du paralytique général. Lorsqu'il entre dans notre cabinet, il se bute et s'assied lourdement.

Les traits sont flasques, la physionomie est peu expressive, les sillons affaissés, la langue déviée à droite, avec tremblements prononcés. Les pupilles sont inégales. Les extrémités supérieures étendues sont animées de tremblements verticaux à assez grande envergure. La force musculaire est diminuée.

Lorsqu'on fait parler le malade, on constate de l'anonnement de l'achoppement, du bredouillement.

B... a de la difficulté pour se lever de dessus son fauteuil, et si la marche est encore facile, elle est cependant lourde, surtout du côté droit. L'épaule droite est plus abaissée que la gauche.

Les réflexes rotuliens sont abolis. La sensibilité générale est normale. Il n'y a rien de pathologique du côté des organes.

L'intelligence est profondément atteinte. B... ne se rend pas compte de sa situation, ne s'inquiète pas de l'avenir de sa femme ou de son enfant. Il est indifférent à tout, mais il n'émet aucune idée délirante d'aucune sorte. A partir de ce moment, nous suivons régulièrement le malade, dont l'état reste à peu près tel que nous venons de l'indiquer pendant six mois environ, avec, toutefois, une augmentation progressive de la démence et des troubles paralytiques. L'indifférence devient de plus en plus grande. La mémoire diminue de plus en plus. B... mange gloutonnement, s'empare de tous les morceaux de pain qui restent sur la table, souvent tripote mais ne s'agite nullement, n'émet aucune idée délirante, répète seulement qu'il n'est pas malade.

La paralysie s'exagère, elle aussi ; la marche devient difficile ; la force musculaire diminue, et B... mouille ses pantalons et la literie.

Au bout de ce temps, tandis que la déchéance intellectuelle et musculaire se prononce, l'état général subit à son tour des modifications, la face devient jaunâtre, les yeux s'enfoncent. Quoique B... mange beaucoup, il s'amaigrit, est très abattu, pleurniche, ne parle presque plus et, à certains moments, a tout à coup un accès passager de délire et crie : « Tuez-moi, tuez-moi ! ou je vous tue ». Dans ces moments-là, il pâlit et son regard devient fixe. Cet homme a un peu de fièvre et il meurt dans le marasme sept mois environ après son entrée à l'Asile.

La paralysie générale s'est résumée dans ces deux grands symptômes : démence et paralysie. Il n'y a, pour ainsi dire, pas eu de délire.

OBSERVATION VIII.

Cès. Bay., 33 ans, comptable dans une Compagnie.

Hérédité. — Père rhumatisant, mort à 75 ans d'une endocardite rhumatismale.

Mère morte d'un cancer.

Deux tantes maternelles arthritiques, mortes d'asthme.

Collatéraux : 4 frères ou sœurs :

1° Sœur aînée, 53 ans, bien portante.

2° Frère rhumatisant, mort à 47 ans, gangrène sèche de la jambe.

3° Rhumatisant ;

4° Sœur célibataire, nerveuse, névralgies faciales intenses.

Pré lisposition.— Pas de convulsions. Intelligent mais se déprimant et s'embrouillant facilement. Caractère vif. A 24 ans, fièvre typhoïde qui semble ne rien laisser après elle. Pas de trauma-

tisme. Pas de syphilis. Pas d'excès alcooliques. Déboires pécu-
niaires. Peines de cœur. Surmenage intellectuel.

Début à 33 ans par idées bizarres, brosse constamment ses habits,
apathique, triste, déprimé, lent dans ses conceptions, ne peut
plus combiner son travail.

Au bout de deux mois, semble se relever, mais retombe. Tout
travail lui devient impossible, a des tremblements des membres et
de la langue.

A 33 ans 10 mois, insomnies, hallucinations de la vue et de
l'ouïe, voit des morts, entend des voix qui lui crient : « Imbé-
cile » ; s'agite, veut s'échapper par la fenêtre, frappe sa sœur.
Amaigrissement.

A 34 ans, entre à l'Asile : délire des grandeurs très net, est millionnaire, vient immédiatement après le Père Eternel, est grand-
croix de la Légion d'honneur, son corps est en diamant ; pourrait
porter toute la terre sur sa tête. Ne sait pas où il se trouve, dit les
mois de l'année, mais ne peut les dire en commençant par le dernier et en remontant au premier. Nasonnement, traîne sur les
mots en parlant. Tremblements fibrillaires de la langue, tremblements des membres supérieurs étendus, se tient difficilement sur
une jambe, regard terne, réflexes rotuliens exagérés. Artères nor-
males.

La démence s'exagère rapidement. Un mois après l'entrée, ne
répond pas aux questions qu'on lui pose. Prononce des mots sans
suite : France, Russie, millions, Espagne. Parle une partie de la
nuit, mange gloutonnement, on est obligé de surveiller attentivement son alimentation. Aux idées de grandeur succèdent des idées
de tristesse, pleure sans raison, semble avoir des hallucinations de
la vue.

L'égarement et l'affaissement dominent dans son état. A certains
moments, il a de l'agitation avec égarement, arrache les boutons
de ses vêtements.

Un an et demi après l'entrée, a 3 attaques. A partir de ce
moment, l'agitation disparaît, la démence est complète, ne répond
pas aux questions qu'on lui pose, regarde autour de lui d'un air
hébété, ne sait pas où il est, s'il est malade ou non, vit complètement indifférent à tout ce qui l'entoure, d'une vie purement végé-
tative ; il ne peut donner aucune réponse et répète simplement le
dernier mot de la phrase qu'on vient de lui dire. Ramasse tout ce
qu'il trouve. Parole saccadée, anonnée, traîne sur les syllabes, tas-

sement du corps. La radiale commence à être plus résistante qu'à la normale ; hypertension. Bruits du cœur mal frappés, sourds, rhythme fœtal. A l'aorte, bruit de souffle clangoreux, vibrant qui couvre les deux temps.

. Deux ans après l'entrée, démence profonde, on n'obtient pour toute réponse qu'un grognement inintelligible. Pas de délire, pas d'agitation, roule constamment une boulette de pain dans les doigts.

Assis, les bras écartés du tronc, la tête penchée en avant, il reste inerte des heures entières à la même place, on est obligé de le soulever pour le faire se lever, tremble et a tout à fait l'attitude simiesque. Mouille. Pas de prédominance de la paralysie d'un côté du corps.

OBSERVATION IX.

Fab..., C..., entre à 40 ans à l'Asile ; ménagère.

La mère est morte d'un cancer du sein, le père est mort tuberculeux à l'âge de 35 ans.

Neuf enfants, dont un mort-né, un autre mort d'athrepsie à 8 mois, trois autres quelques jours après la naissance, trois vivants, 20, 17 et 6 ans, bien portants.

Prédisposition. — Intelligence moyenne. Chlorotique étant jeune. Pas de syphilis acquise ou constitutionnelle. Pas d'excès d'aucune sorte.

A 39 ans, à la suite d'une émotion morale et de fatigues physiques, défaut d'activité, diminution de la mémoire, pas de raisonnement suivi.

A 39 ans 1/2, augmentation de la démence, arrose son appartement de pétrole, reste en chemise l'hiver avec son enfant, s'échappe, court d'un côté et de l'autre. Pas d'idées de grandeur ou de richesse. Légère surexcitation. Pas de délire.

Entre à 40 ans à l'Asile avec diagnostic : démence avec paralysie universelle.

Traits flasques sans dépression, jaunâtres comme ceux d'une cachectique. Mydriase. Tremblements de la langue, anonnement, fatigue rapide des membres. Parésie généralisée. Exagération des réflexes tendineux.

Agitation incohérente, surtout la nuit. Pendant six mois, l'état reste à peu près stationnaire, seulement on constate de l'athérome surtout marqué au niveau du cœur (aorte et mitrale).

Augmentation progressive des troubles démentiels et paralytiques avec surexcitation.

Un an après l'entrée, la paralysie a fait de grands progrès. La malade ne peut plus manger seule à cause des tremblements des membres supérieurs. La marche est impossible.

La démence est très profonde, à peine si elle se rappelle son nom ; elle ne peut dire celui de son mari. L'artério-sclérose est très nette. Meurt dix-neuf mois après son entrée, de marasme paralytique.

OBSERVATION X.

Rem..., Garr..., 38 ans, ménagère.

Hérédité paternelle négative.

Hérédité maternelle : mère obèse, tante obèse ; autre tante cancéreuse, meurt à 39 ans.

Deux enfants morts, l'un à 6 mois de pneumonie, l'autre quinze jours après la naissance.

Une fille bien portante.

Femme intelligente, au caractère vif. Pas de maladies connues, pas d'alcoolisme, pas de syphilis, pas d'excès.

A 37 ans 6 mois, elle apprend le déshonneur de sa fille. Cette nouvelle l'affecte beaucoup, et, quatre jours après, étant à table, elle s'imagine que son mari a mis du pétrole dans ses aliments et veut aussitôt sauter par la fenêtre. A partir de ce moment, un délire lypémaniaque s'installe chez elle, délire très limité, roulant constamment autour du déshonneur de sa fille et qui se traduit seulement par des plaintes ; constamment, en effet, elle répète dans le courant de la journée : « Aïe, Henri ! Aïe, ma fille ! »

En même temps, on s'aperçoit que son intelligence baisse, elle mange beaucoup, ne reconnaît plus les personnes qui l'entourent, et trois ou quatre mois après, des signes certains de paralysie se produisent. Elle a de la peine à marcher, va sous elle et est alors amenée à l'Asile, cinq mois après le début de sa maladie.

Nous constatons un délire lypémaniaque. Constamment elle crie ou pleurniche, répétant : « Quel malheur ! », en appelant sa fille : « Irma ! »

Le regard est hébété, la malade parle très peu, ne répond pas aux questions, semble même ne pas comprendre ce qu'on lui dit.

Pupilles paresseuses à la lumière. La langue est tremblotante, l'articulation des mots est difficile, les extrémités étendues sont animées de tremblements verticaux, les forces sont considérablement diminuées. La démarche est lente et traînante. La malade incline sur le côté droit. Les réflexes des tendons rotuliens et des poignets sont exagérés. Il y a une eschare encore peu étendue au sacrum. Les bruits du cœur sont faibles, et le premier bruit est un peu soufflé. Les jambes sont œdématiées. La dénutrition est très profonde, l'adynamie considérable.

Le délire se continue intense pendant toute la durée du séjour de la malade à l'Asile. Elle pousse souvent des cris inarticulés, appelle son mari et sa fille, a de l'apeurement; elle s'écrie: « Qu'est-ce qu'on dira! », refuse souvent de manger, est obligée de garder le lit. Amaigrissement; œdème des jambes et des mains.

Elle se découvre, mouille, salit sous elle. Quand elle prend quelque chose dans sa main, on constate des tremblements tels qu'elle ne peut guider sa cuillère ou son verre vers sa bouche.

Lorsqu'elle parle, il y a un véritable psalmodiement. Les jambes, les mains sont enflées. Elle est incapable de se lever. Un mois après son entrée, des accidents fébriles se produisent, et cette femme succombe justement deux mois et demi après son entrée, brusquement, appelant sa fille.

Autopsie. — Cadavre bien conservé. Eschare profonde à la région trochantérienne gauche, une autre moins profonde au sacrum.

Crâne. — Os normaux en épaisseur et en consistance. Dure-mère épaissie, fibreuse sur toute son étendue. Pachyméningite de la base au début avec commencement d'hémorrhagie, occupant les fosses temporales. Au niveau de la convexité, pointillé rougeâtre sur l'arachnoïde; la pie-mère ne paraît pas épaissie, mais, au niveau de la convexité, happe aux circonvolutions frontales et pariétales.

Aux coupes, amincissement très net du manteau cortical au niveau des lobes frontaux et pariétaux des deux côtés. Noyaux gris centraux et substance blanche normaux. Emphysème du poumon gauche et congestion des deux poumons. Légère dégénérescence graisseuse du cœur, dont le muscle a un peu la couleur feuille morte. Bosselures de l'aortite chronique sans dépôt calcaire, mais état chagriné. Dégénérescence graisseuse du foie. Reins normaux

OBSERVATION XI.

Nourr..., 46 ans, cultivateur.

Hérédité maternelle négative.

Hérédité paternelle. — Père hémorrhoïdaire, calculeux, prostatique.

Trois sœurs du malade rhumatisantes.

Prédisposition. — Eczémateux, variqueux, caractère sombre et triste, intelligent. Céphalées. Pas d'excès d'alcool. Pas de syphilis.

A 35 ans, revers de fortune qui assombrissent davantage son caractère.

A 43 ans, il devient excité, inquiet, parle seul, va et vient, ne peut plus s'occuper de son travail ; cela sans cause indiquée.

A 45 ans, fluxion de poitrine avec délire ; se rétablit, mais son caractère devient plus triste encore, plus sombre. Recherche la solitude, ne parle pas beaucoup.

A 46 ans, nouvelle fluxion de poitrine avec délire, agitation qui se continue pendant la convalescence ; est triste, pleure, s'imagine qu'il est ruiné, que les gendarmes vont le saisir, s'échappe de l'hôpital, erre dans la campagne pendant 3 jours et, à partir de ce moment, hébétude, torpeur, difficulté dans l'expression de la pensée. Est envoyé quelques jours après à l'Asile avec le diagnostic de paralysie générale.

Physionomie exprimant la tristesse sans délire : il ne sait pas pourquoi il est triste. Pas d'hallucinations, pas d'idées de grandeur, mais tendances hypocondriaques. Il ne va pas du corps, dit-il en se plaignant et il ne peut pas uriner. Egarement.

Atteinte notable à la mémoire, ne sait pas où il est ; ne peut dire le millésime. Il a 37 ans, il y a 5 ans qu'il est ici.

Troubles dans l'articulation des mots. Légers troubles parétiques généralisés. Pas de tremblements des extrémités étendues.

Les troubles paralytiques s'exagèrent assez rapidement. Il penche sur le côté gauche, semble prêt à tomber lorsqu'il marche, mouille et salit sous lui, l'égarement augmente. La santé générale est mauvaise. Il faut le faire manger, le conduire aux cabinets, et, à certains jours, mais rarement, se produisent des accès d'agitation avec apeurement. Tout à coup il se met à crier comme s'il avait peur, surtout pendant la nuit.

Cet état dure environ 7 mois, puis une légère amélioration se produit. La paralysie s'atténue un peu. Il marche mieux, mais éprouve de la difficulté pour se retourner, chancelle. La parole est tremblotée, psalmodiée. L'intelligence est toujours très atteinte, mais un peu moins qu'antérieurement. L'état physique est redevenu meilleur. La sensibilité et les réflexes sont conservés. L'appétit et le sommeil sont bons. Pas d'athéromasie.

Cette amélioration dure peu, et aujourd'hui, un an environ après l'entrée:

Démence profonde, ne peut pas même dire son nom. A, par moments, des accès de surexcitation incohérente, tourne et retourne son chapeau dans sa main, veut arracher les boutons de sa veste et est absolument incapable de rendre compte du pourquoi de cette agitation. Il se lève la nuit, veut aller à Frontignan, demande la soupe.

Physionomie complètement hébétée, regard atone ; paralysie généralisée très marquée, sans prédominance d'un côté ; tassé sur lui-même, il écarte la base de sustentation, tremble lorsqu'il est debout. L'artère radiale est dure. Hypertension. Les temporales sont sinueuses, elles battent fortement, commencement d'arc sénile.

Au cœur, à l'aorte bruit clangoreux au deuxième temps.

Si nous analysons ces observations, nous rencontrons, comme précédemment, la même étiologie, une hérédité arthritique, et les mêmes causes que nous avons rencontrées dans nos deux premiers groupes, s'ajoutant à la diathèse : émotions morales, maladies infectieuses.....

Il y a donc une identité étiologique entre ce dernier groupe de faits et les précédents. Cette identité porte déjà à penser que, dans ces derniers cas comme dans les premiers, c'est à la diathèse qu'il faut rattacher la maladie.

Cette idée est encore corroborée par l'étude de la symptomatologie. Ici, comme là, la démence est le fait dominant, et cela dès le début de la maladie ; le délire ne joue qu'un rôle très secondaire, il peut même ne pas exister.

Mais suivons nos malades, et nous verrons nettement s'affirmer l'action de la diathèse. En effet, sous nos yeux et rapidement, nous voyons se produire, du côté de l'appareil circulatoire, les lésions qui lui sont propres, c'est-à-dire l'artério-sclérose.

Ainsi Falc..., Camb..., qui semblait n'être pas artério-sclé-
reuse lors de son entrée, l'était très nettement cinq mois après.

De même Nourr..., qui paraissait ne pas être artério-scléreux,
l'est manifestement quelques mois après son admission à l'Asile.

Enfin, Rem..., Gar..., qui n'a présenté pendant la vie aucune
trace appréciable d'artério-sclérose et qui meurt deux mois et
demi après l'entrée, est porteuse, à l'autopsie, de lésions caractéristiques de sénilité : commencement d'athérome, de la crosse de
l'aorte sous forme d'aspect chagriné et de bosselures de la
tunique interne ; dégénérescence du foie et du cœur.

Il n'y a donc pas seulement identité étiologique et symptomatique entre nos dernières observations et les précédentes,
mais bien identité de nature. C'est, en effet, le même processus
que nous retrouvons chez tous nos malades. Seulement, tandis
que, chez les premiers, il est arrivé à son complet développement, il est chez les derniers en voie d'évolution, mais c'est toujours la diathèse qui agit.

Nous reviendrons plus tard, à propos de la pathogénie, sur
cet ordre de faits, nous nous contenterons, pour le moment, en
réponse aux questions que nous nous sommes posé, de dire :

1° La diathèse est, dans ces cas comme dans les groupes précédents, la cause pathogène de la paralysie générale.

2° La diathèse agit ici comme là de la même façon en créant
une sénilité anticipée.

Et, comme conclusions générales de l'ensemble de nos observations, s'imposent les suivantes :

1° *La diathèse est une cause pathogène de paralysie générale.*

2° *La diathèse conduit à la paralysie générale en produisant la
sénilité.*

IV.

Mais, nous l'avons vu, ╵à cette sénilité s'ajoute souvent, nous
dirons même toujours, une autre cause ; dans les cas mêmes où
elle paraît manquer, elle existe cependant, ainsi que nous le

verrons tout à l'heure. Le moment est venu de fixer l'importance de ces émotions morales, de ces maladies infectieuses, de ce traumatisme, de cette hérédité cérébrale que nous avons vus s'ajouter à l'arthritisme.

Parmi elles, il en est une dont le mode d'action nous paraît très net, ce sont les *causes morales*. Evidemment, ces causes ne peuvent agir qu'en provoquant une perturbation du système nerveux qui a pour effet d'y localiser plus particulièrement le processus morbide diathésique en voie d'évolution. Leur action est donc une action localisatrice.

Cette action se dégage clairement de l'autopsie de Rém...Garr... On rencontre, en effet, deux espèces de lésions, les unes nettement scléreuses et qui, par leur modalité, indiquent une origine beau-coup plus ancienne que le début de la paralysie générale, qui remonte à sept mois environ, les autres récentes. Dans ce cas, ces lésions scléreuses démontrent que le terrain était ensemencé, la secousse morale violente ressentie par cette femme n'a fait que faire germer la graine plus rapidement.

Dans la seule observation où nous rencontrons *le traumatisme* (Carl... J...), celui-ci agit de la même façon que les secousses morales, en ébranlant le système nerveux et en y fixant le travail anatomique déjà en voie d'évolution. En effet, le développement de la paralysie générale a suivi immédiatement, instantanément pour ainsi dire, le traumatisme. Or, la clinique démontre que, lorsqu'il en est ainsi, c'est que le terrain est tout préparé et que la maladie ne demande pour ainsi dire qu'à éclore.

Quant aux *infections*, elles ont été diverses, fièvre typhoïde, accès malin, pneumonie. Eh bien, ici également nos observations nous montrent que, lors de l'application de ces causes, le terrain était préparé.

Prenons par exemple Nourr... C'est à la suite d'une pneumonie que commence la paralysie générale, mais, déjà avant, son sys-tème nerveux était taré. Cet homme était excité, inquiet, allait et venait, ne s'occupait plus de son travail.

Cependant, d'autres fois, l'infection semble agir différemment.

Elle semble laisser, après elle, une épine du côté du système nerveux qui y attirera ultérieurement le travail diathésique.

Ainsi Bern... est un rhumatisant chronique à paroxysmes aigus et fréquents. A 49 ans, il est atteint d'une fièvre typhoïde d'intensité moyenne mais à forme cérébrale. Cette fièvre laisse après elle des maux de tête, des fatigues intellectuelles, des tremblements musculaires. A 50 ans, une nouvelle poussée de rhumatisme se produit ; elle exagère les douleurs de tête, les congestions, et, bientôt, sous l'influence d'un refroidissement banal, la paralysie générale, accompagnée d'un délire hallucinatoire, apparaît.

Ailleurs, ce n'est plus une cause acquise, comme les précédentes, mais une cause héréditaire, *la cérébralité*, qui fixe le travail diathésique du côté du cerveau.

Ici, si la diathèse est toujours la grande coupable, il n'en est pas moins vrai que l'hérédité cérébrale nous paraît jouer un rôle plus considérable que les causes plus haut étudiées. Nous verrons, en effet, que cette hérédité peut par elle-même donner naissance à la paralysie générale.

Parfois, avons-nous dit, il semble qu'il n'y ait pas de causes localisatrices, mais lorsqu'on étudie les faits de cet ordre de près, on voit qu'il n'en est pas ainsi. La diathèse a déjà fait nettement sentir son action du côté du cerveau, créant ainsi une véritable cérébralité, chez certains ascendants des malades ou chez leurs collatéraux.

C'est ce qui existe, par exemple, chez Pan... et chez Bousq... Bousq... est le petit-fils d'une grand'mère, le fils d'une mère graveleuses qui n'ont eu, ni l'une ni l'autre, aucune manifestation cérébrale, mais une sœur de la mère est morte d'attaque à 55 ans, et une tante maternelle est tombée dans la démence à 45 ans.

Le grand-père et le père de Pan... sont graveleux sans manifestations encéphaliques, mais les deux frères du malade sont nettement cérébraux. L'un meurt jeune, paralysé à la suite de deux attaques ; l'autre, sanguin, apoplectique, est sujet à des congestions cérébrales.

Dans ce cas, le pourquoi de la localisation de la diathèse du côté du cerveau est facile à comprendre, étant donné ce qui se passe chez les collatéraux, qui, nés de graveleux, sont nettement des cérébraux.

Nos observations montrent donc nettement que ces causes diverses, acquises ou héréditaires, ne sont pas des causes de fonds de la maladie ; ce sont, nous venons de le démontrer, des causes localisatrices. Certes, elles ont leur importance ; sans elles, il est bien probable que le processus morbide réalisé par la diathèse ne se serait pas localisé du côté du cerveau, et c'est ce qui explique qu'il y ait tant de séniles et heureusement si peu de paralytiques généraux. Mais la grande coupable est la diathèse ; c'est elle qui est la cause pathogène essentielle de la paralysie générale.

Donc il existe une paralysie générale diathésique.

Cette paralysie, que certains auteurs, et en particulier MM. Lemoine et Huyghes, ont déjà essayé de mettre en relief, nous paraît devoir être étudiée d'un peu plus près dans les principaux caractères de sa modalité clinique et dans sa pathogénie.

V.

ETUDE CLINIQUE.

Prédisposition. — Nous manquons malheureusement de renseignements complets sur l'état de la prédisposition chez nos malades. Cela tient à ce que, lorsque les renseignements ont été pris, la valeur pathogénique de la diathèse n'avait pas encore suffisamment attiré notre attention. Nous avons négligé alors de suivre le retentissement de cette diathèse sur l'ensemble de l'économie, et nous nous contentions de savoir ce qu'étaient nos malades au point de vue intellectuel et au point de vue moral.

Cependant certaines de nos observations mettent en relief, à part les manifestations aiguës de la diathèse, des troubles propres à cette dernière. Ce sont plus particulièrement :

1° Des troubles gastro-intestinaux, tels que digestion difficile et constipation, comme chez un de nos malades dont nous n'avons pas rapporté l'observation ; crises gastriques douloureuses allant jusqu'au vomissement (obs. IV, VI);

2° Des troubles céphaliques ; céphalées fréquentes (obs. XI) et pouvant s'accompagner parfois d'étourdissements et de crampes dans les membres, ainsi que cela existait chez un autre de nos malades (Hort...).

Quant au côté intellectuel, nos malades nous sont signalés soit comme des hommes intelligents, soit, plus souvent peut-être, comme moyennement intelligents (obs. V, VII, VIII, X). Mais ce qu'on trouve souvent indiqué, c'est une facile fatigue cérébrale s'accompagnant d'embrouillement intellectuel et de dépression.

Pour ce qui concerne l'être moral, ils nous sont signalés la plupart comme étant vifs, emportés, avec, parfois, un fonds de tristesse et de taciturnité (obs. IV, X, XI).

Lorsqu'à ce point de vue on suit les malades, on peut voir les modifications du caractère s'exagérer progressivement, surtout lorsqu'il existe chez eux des poussées aiguës de la diathèse (obs. IV, XI).

Description clinique. — Au point de vue de la *description clinique*, nos observations doivent être divisées en deux groupes, suivant que les malades ont, dès le début de leur paralysie générale, tous les attributs de la sénilité, ou suivant, au contraire, que leur maladie se développe en pleine période virile, sans manifestations extérieures de sénilité.

1° *Paralytiques généraux se présentant dès le début de leur maladie avec tous les attributs de la sénilité.* — Nous nous arrêterons peu sur ce premier groupe.

Les paralytiques généraux qui en font partie ont, ainsi que le démontrent nos observations, tous les attributs de la paralysie générale sénile, avec sa démence profonde pouvant exister seule ou s'accompagner d'une agitation incohérente, ou d'un délire lypémaniaque avec crainte, apeurement, idées de persécutions et hallucinations, avec encore ses troubles paralytiques considérables, s'accompagnant de tremblements et souvent d'hyperexcitabilité musculaire et tendineuse ; avec enfin les stigmates propres à la sénilité et, en particulier, l'artério-sclérose des vaisseaux.

2° *Paralytiques généraux ne présentant pas au début les attributs de la sénilité.* — Ce second groupe mérite de nous arrêter davantage ; sa physionomie clinique, du moins dans certaines de ses particularités, veut être étudiée.

Nous envisagerons successivement la période de début, la période d'état et l'évolution.

Début. — Le début peut se faire de trois manières différentes :

a) Dans certains cas, la maladie s'installe lentement, progressivement, sans secousse, sans délire. On constate seulement un affaiblissement radical de l'intelligence et des troubles paralytiques d'emblée généralisés. Ces troubles intellectuels et musculaires, d'abord peu marqués, se précisent assez rapidement (Obs. vii, ix).

b) Dans d'autres cas, à l'affaiblissement de l'intelligence, qui est comme chez les autres malades le fait primordial, s'ajoute du délire ou tout au moins des idées bizarres. Bayl... (Obs. viii) est triste, déprimé, brosse constamment ses habits. Nourr... (Obs. xi) est surexcité, inquiet, a besoin de mouvement, ne peut dormir, et en même temps son intelligence est embrouillée, il est dans l'impossibilité de s'occuper de son travail.

Ces différents symptômes, qui doivent être plutôt considérés peut-être comme des symptômes prémonitoires que comme des symptômes de début, peuvent subir, à un moment donné, une atténuation. Mais bientôt une aggravation se produit, soit spontanément comme chez Bayl... (Obs. viii), soit sous l'influence d'une cause provocatrice comme chez Nourr... (Obs. xi). Le délire prend alors une importance plus considérable et revêt le caractère lypémaniaque avec, le plus souvent, des hallucinations et de l'apeurement. En même temps la démence devient très nette, très prononcée même, et la paralysie s'affirme, avec quelquefois une prédominance d'un côté.

c) D'autres fois, c'est brusquement qu'apparaît la maladie. A la suite d'une violente commotion morale, Rém... Garr... (Obs. x) est prise d'un délire lypémaniaque intense, roulant constamment autour d'une même idée, son intelligence baisse considérablement, et des signes certains de paralysie générale apparaissent.

Début lent sans délire, début progressif avec délire ou début brusque, tels sont donc les modes de début ordinaires de la paralysie générale diathésique. Mais, ce qui frappe dès ce moment dans cette paralysie, c'est :

1° La netteté de la démence, qui s'affirme dès ce moment comme le trouble intellectuel dominant.

2° La couleur du délire qui, lorsqu'il existe, est nettement lypémaniaque avec apeurement et souvent hallucinations et idées de persécutions. Et nous ne pouvons pas ne pas faire remarquer que ce délire a la même couleur que celui qu'on constate dans les cas où la sénilité est complète dès le début.

Etat. — Il est très difficile d'établir une ligne nette de démarcation entre la période de début et la période d'état, les troubles démentiels et paralytiques s'affirmant généralement très vite.

En cette période d'état, *le délire* comme précédemment peut manquer (Obs. viii) ; ou bien, au contraire, alors qu'il n'existait pas au début, apparaître sous forme d'une agitation incohérente, surtout nocturne (Obs. ix).

Lorsqu'il existait au début, on le retrouve à la période d'état ou bien avec les caractères qu'il avait alors (Obs. x) ; ou bien modifié, ou bien transformé.

Transformé. — Tandis qu'au début Bayl... (Obs. viii) avait des idées lypémaniaques avec hallucinations, à la période d'état, cet homme est nettement mégalomaniaque (Il est millionnaire ; il vient après le Père Eternel ; il est grand croix de la Légion d'honneur et peut porter toute la terre sur sa tête, etc.. Seulement ce qui frappe, c'est la non-persistance de ce délire mégalomaniaque : au bout de quelques semaines, il disparaît pour faire place de nouveau à un délire lypémaniaque, pendant lequel cet homme pleure sans raison et semble avoir des hallucinations de la vue. Le délire des grandeurs n'est donc qu'un épiphénomène pour ainsi dire, et c'est, somme toute, toujours le délire lypémaniaque qui forme le fonds délirant du paralytique général diathésique.

Modifié. — Dans ce cas, les idées délirantes, les hallucinations disparaissent, et ce qui reste, c'est un sentiment de tristesse (Obs. xi) dont les malades ne se rendent pas compte. Nous observons en ce moment un diathésique devenu paralytique qui est typique à ce sujet.

Au début de sa maladie, cet homme avait un délire lypémaniaque avec apeurement, idées de jalousie et hallucinations ; aujourd'hui, six mois après, il est, au point de vue délirant, dans l'état suivant : sa physionomie exprime la tristesse, et, si on le suit dans le courant de la journée, on le voit à certains moments se mettre à pleurer, se rouler par terre comme en une crise de désespoir, et si on lui demande pourquoi il pleure, pourquoi il est triste : il répond qu'il n'est pas triste. En effet, si en ce moment on lui dit de rire, il se met aussitôt à rire d'un rire niais et bête.

Démence. — La démence se prononce généralement vite et la déchéance intellectuelle prend des proportions considérables qui frappent surtout lorsqu'on compare à la même période les paralytiques généraux diathésiques avec les paralytiques généraux de nature différente.

Inconscients, insensibles à tout ce qui se passe autour d'eux, ils ne s'inquiètent de rien, sont incapables de faire les calculs les plus simples, ne peuvent dire le millésime, ni le mois, ni leur âge, ont même oublié souvent le nom de leurs parents et parfois même le leur ; on n'obtient d'eux aucune réponse, et ils se contentent de répéter, comme un écho, le dernier mot qu'ils entendent.

Paralysie. — L'intensité de la paralysie est parfois en rapport avec celle de la démence (Obs. vii, ix). D'autres fois, le parallélisme n'est pas complet. La paralysie, tout en étant nette, est moins marquée que la démence (Obs. viii, xi).

Cette paralysie est généralisée, quelquefois avec une prédominance d'un côté ; mais elle n'a pas de caractères particuliers. On note seulement des tremblements prononcés qui donnent à l'articulation des mots, dès ce moment déjà, un caractère trembloté même psalmodié et souvent une légère excitabilité des réflexes musculaires et tendineux (Obs. viii, xi).

La maladie est ainsi nettement constituée. A ce moment, comme à la période de début, le délire est, somme toute, un symptôme contingent qui peut même manquer complètement. C'est là un point sur lequel nous insistons, car les cas de paralysie générale diathésique sans délire sont plus fréquents que semblent l'indiquer les observations recueillies dans nos Asiles. C'est surtout dans le cabinet qu'on les voit, les familles gardent auprès d'elles les malades de cet ordre, et cela souvent pendant toute la durée de leur maladie, car on peut voir celle-ci parcourir son évolution complète sans que le paralysé présente autre chose que de passagers accès d'agitation, ainsi que cela s'est réalisé chez Bousq... (Obs. vii).

De plus, le délire, lorsqu'il existe, n'est pas celui qu'on rencontre ordinairement dans la paralysie générale, c'est-à-dire le délire mégalomaniaque. Une seule fois, cette forme de délire a été constatée d'une manière très nette, chez Bayl... (Obs. viii), mais il a été passager et a bientôt fait place à un délire lypémaniaque. Un autre de nos malades nous l'a présenté aussi, mélangé à des idées de persécutions s'accompagnant d'hallucinations. Seulement cet homme était, en même temps qu'un héréditaire diathésique, un héréditaire cérébral, et nous verrons plus tard que la cérébralité affectionne la mégalomanie.

Le délire qui semble propre à la paralysie générale diathési-que est le délire lypémaniaque simple ou s'accompagnant d'idées de persécutions ou d'hallucinations.

Mais ce qui domine et de beaucoup les troubles intellectuels, c'est la démence, si bien que la paralysie générale diathésique est essentiellement une *démence paralytique*.

Voilà ce qu'est, dans ses grandes lignes, la paralysie générale diathésique arrivée à sa période d'état. Toutefois, à côté des symptômes que nous venons d'étudier et qui relèvent du système nerveux, il en est un autre que nous devons signaler et qui, si nous en croyons nos observations, est à peu près constant, c'est la dénutrition, l'amaigrissement, et cela malgré que les malades mangent beaucoup. C'est là une particularité sur laquelle insis-tent à peu près tous les parents, car elle se produit dès le début de la maladie.

Voyons maintenant cette maladie évoluer.

Evolution. — Son évolution peut être plus ou moins rapide, elle peut ne mettre parfois que quelques mois pour arriver à sa terminaison (Obs. de Bousq... et de Rem... Garr...); d'autres fois, sa marche est plus lente, elle se continue pendant des années (Obs. de Bayl... et de Nourr...).

a) Lorsque la marche est rapide, la démence et la paralysie prennent en peu de temps une intensité considérable, extrême même, si bien que les malades sont bientôt impotents complets, tant au point de vue physique qu'au point de vue intellectuel.

Mais ce n'est pas seulement la rapidité d'accroissement de la démence et de la paralysie, c'est encore l'état de la nutrition qui frappe. Bousq... (Obs. VII), dès les premiers temps de sa maladie, s'amaigrit, et bientôt l'état général s'altère. Le faciès devient jau-nâtre, les yeux s'enfoncent, une véritable fonte des tissus se produit, et, sept mois après son entrée à l'Asile, cet homme suc-combe dans le marasme.

Chez Rem . Garr... (Obs. X), la nutrition ne s'altère pas moins vite que chez Bousq..., et si, dans ce cas, l'altération est aidée par une alimentation insuffisante, la malade refusant souvent de manger, il n'en est pas moins vrai que c'est en plein marasme que cette femme succombe deux mois et demi environ après son entrée à l'Asile et sept mois après le début de sa maladie.

La nutrition joue donc, dans ce cas, un rôle non moins grand que le système nerveux; c'est même elle qui semble dominer l'évolution de la maladie. C'est là un fait important que nous voulons bien mettre en lumière, car il ne peut évidemment être rattaché qu'à la diathèse.

b) Lorsque l'évolution est plus lente, les troubles intellectuels et moteurs peuvent, dans les premiers temps, présenter des périodes de rémission incomplète. Le système nerveux reprend de la tonicité. Quant au délire, il cesse d'être continu et ne revient que sous forme de poussées d'agitation passagères et incohérentes avec, semble-t-il, de l'apeurement et quelques hallucinations.

Mais, malgré ces rémissions, la maladie n'en continue pas moins à faire des progrès ; la démence et la paralysie, la démence surtout, deviennent excessivement profondes. Dix-huit mois après leur entrée dans l'Etablissement, Bayl... et Nourr..., par exemple, sont dans un état de déchéance intellectuelle portée à l'extrême. On ne peut leur arracher aucune réponse, ils ne se souviennent de rien, pas même de leurs noms, ils vivent d'une vie purement bestiale, mouillent et salissent sous eux.

La paralysie est, elle aussi, très marquée, ils peuvent à peine marcher, ont des tremblements au moindre mouvement, et les quelques mots qu'ils prononcent sont à peine perceptibles, tant ils sont psalmodiés.

Quant à la nutrition générale, très atteinte au début, elle semble plus tard devenir meilleure. Mais, lorsqu'on suit les malades, on s'aperçoit que, malgré ces apparences, la diathèse continue son action, qu'affirment bientôt les symptômes révélateurs d'une sénilité anticipée.

Falc... Camb... (Obs. ix), qui, lors de son entrée, ne présentait aucun symptôme extérieur de la sénilité, était netttement artérioscléreuse six mois après. Nourr... (obs. xi), avec l'artério-sclérose de ses vaisseaux, son arc sénile, est très nettement en pleine évolution sénile moins d'un an après son entrée. Il en est de même de Bayl..., avec ses plaques d'athérome de la radiale, son hypertension vasculaire, ses lésions du cœur.

D'ailleurs, dans toutes nos observations de paralysie générale diathésique à marche lente, nous avons ainsi pu suivre le développement de la sénilité, dont la constitution définitive est plus ou moins rapide.

C'est là un fait important, car il nous semble démontrer d'une manière irréfutable que nos observations du second groupe, celles dans lesquelles nos paralytiques généraux n'ont, au début de la maladie, aucune des manifestations extérieures de la sénilité, sont bien de même nature que celles du premier groupe, c'est-à-dire celles dans lesquelles la sénilité est très nette dès le début de la paralysie. La diathèse réunit, en effet, ces deux groupes dans une pathogénie commune en créant la sénilité. Seulement, tandis que le plus souvent la démence paralytique ne se produit que lorsque cette sénilité est complètement constituée, elle peut, d'autres fois, se manifester au début de l'évolution de cette dernière, alors que le processus anatomique qui en est la conséquence commence seulement à apparaître. C'est là un point sur lequel nous reviendrons à propos de la pathogénie.

Nous limiterons là l'étude clinique de notre second groupe, ayant voulu seulement mettre en relief certaines particularités qui donnent à la paralysie générale diathésique une physionomie un peu spéciale. Ces particularités, nous les résumons :

1° C'est d'abord le délire qui peut manquer, parfois presque pendant toute l'évolution de la maladie, et qui, lorsqu'il existe, revêt ordinairement une couleur lypémaniaque soit simple, soit accompagnée d'apeurement, d'idées de persécutions et d'hallucinations, ou se traduit seulement par une agitation incohérente ressemblant à celle des déments agités. Très rarement, il existe un délire des grandeurs et encore est-il passager ;

2° C'est la démence qui, dès le début de la maladie, est très marquée et prend rapidement une intensité considérable, pour devenir bientôt complète ; si bien que la paralysie générale diathésique est une véritable démence paralytique ;

3° C'est l'évolution dans laquelle les troubles de la nutrition jouent un grand rôle, dénutrition rapide dans certains cas, plus souvent réalisation progressive d'une sénilité dont on peut suivre le développement.

VI.

PATHOGÉNIE.

L'observation clinique nous a amenés à admettre :

1° Que l'arthritisme est une cause pathogène de paralysie générale ;

2° Que l'arthritisme conduit à la paralysie générale en produisant la sénilité.

Nous ne reviendrons pas sur notre première conclusion.

La seconde, au contraire, demande quelques explications. L'arthritisme, disons-nous, conduit à la paralysie générale en produisant la sénilité.

Il est nécessaire que nous précisions ce que nous entendons sous le nom de sénilité. Pour nous, la sénilité n'est pas seulement cet état définitif se traduisant par un ensemble de troubles et d'altérations régressives bien connues et qui sont l'expression ordinaire de la vieillesse. Sous le nom de sénilité, nous entendons l'ensemble du processus morbide, dont la vieillesse proprement dite n'est que l'aboutissant. Ce processus a un commencement, une évolution, une fin.

Entre Rem... Garr..., qui, pendant la vie, n'a présenté aucun des symptômes propres de la sénilité et à l'autopsie de laquelle on ne constate, comme stigmates de cette dernière, que l'état cha-

griné de l'aorte et une dégénérescence du foie et du cœur, entre
Rem...Garr..., disons-nous, et tel autre de nos malades qui, pendant la vie, avait tous les attributs de la vieillesse, et à l'autopsie,
toutes les lésions de cette dernière, il y a certes une différence
considérable. Mais cette différence est simplement une différence
de degré dans l'évolution, le processus anatomique est le même
dans l'un et l'autre cas. Peu avancée chez Rem... Garr..., l'évolution est à sa période terminale chez nos autres malades.

Envisagée à ce point de vue, la sénilité que nous constatons
chez nos malades offre des particularités intéressantes.

1° C'est une sénilité précoce, anticipée. Si quelques-uns de
nos malades ont déjà un âge assez avancé, la plupart d'entre eux
sont en pleine période de virilité. Le tableau ci-dessous en
fait foi.

TABLEAU II.

Carl... J......	70 ans	Gél...........	51 ans
Cast... Agn...	66 ans	And... Clav...	51 ans
Boug..........	60 ans	Murr..........	46 ans
Grav... Mont..	55 ans	Falc... Camb..	41 ans
Pan...........	54 ans	Rém... Garr...	38 ans
Hort..........	53 ans	Bayl..........	34 ans
Bern..........	52 ans	Bousq.........	33 ans
Carp... Bég...	52 ans		

2° Cette sénilité frappe par la rapidité de son évolution. Nous
avons déjà précédemment rapporté les observations de certains
de nos malades qui, lors de leur entrée à l'Asile, ne présentaient
aucun des stigmates extérieurs de la sénilité, et qui, au bout de
quelques mois, présentaient sa grande caractéristique anatomique,
l'artério-sclérose.

3° Cette sénilité peut aboutir à la paralysie générale à tous les
moments de son évolution.

Si, le plus souvent, dix fois sur quinze, c'est lorsque le processus régressif a terminé, pour ainsi dire, son évolution, qu'apparaît la démence paralytique, d'autres fois, c'est, ainsi que nous

l'avons vu, à une époque beaucoup moins avancée, alors que, comme chez Rem... Garr..., les lésions séniles sont au stade de début.

Ces particularités soulèvent des questions intéressantes.

Pourquoi cette rapidité d'évolution ? Comment expliquer l'apparition possible de la paralysie générale à tous les moments de l'évolution de la sénilité ?

Est-ce à des caractères particuliers de la diathèse qu'il faut demander la réponse à ces deux questions ? Ou bien est-ce à ces causes, que nous avons regardées comme causes localisatrices de la diathèse du côté du cerveau ? En même temps qu'elles fixeraient le travail propre à la sénilité, l'activeraient-elles dans l'ensemble de l'économie ?

Nous ne savons.

Comment la diathèse fait-elle la sénilité et comment celle-ci aboutit-elle à la paralysie générale ?

Pour résoudre la première question, les explications ne manquent pas. Il en est une qui, en l'état actuel de la science, s'impose : l'arthritisme dévie les mutations nutritives, des principes toxiques s'accumulent dans le sang, cellules et tissus sont irrités par ces produits toxiques ; d'où, dégénération, altération granulograisseuse et sclérose...

Seulement, nous nous demandons si la seule intoxication doit intervenir dans ce cas, et si, de par la diathèse, les différents tissus ne sont pas primitivement moins résistants organiquement que les tissus de l'homme sain. Quoi qu'il en soit, tout, dans nos observations, tout, dans la manière dont les malades se présentent à nous, avec cette démence, marquée dès le début et prenant rapidement une importance considérable, avec les troubles paralytiques, d'emblée généralisés, et prenant rapidement, eux aussi, une grande intensité, tout nous prouve que le processus anatomique produit ainsi par la diathèse atteint l'ensemble des parties constitutives du système nerveux et autant, sinon plus, peut-être la cellule cérébrale, au début du moins, que les vaisseaux, que la névroglie, et les enveloppes.

Le travail anatomique, comme nous le disions tout à l'heure, est essentiellement dégénératif.

Pourquoi enfin, le travail anatomique se localise-t-il du côté du cerveau ? La sénilité n'a, en effet, aucune tendance à se localiser plutôt là qu'ailleurs.

Notre réponse est facile. Nous n'avons qu'à nous rapporter à ce que nous avons dit de l'influence des causes qui s'ajoutent à la diathèse et localisent du côté du cerveau le processus morbide. Ce sont donc ces causes qui expliquent cette localisation.

En résumé :

La diathèse produit un état dégénératif, régressif de l'ensemble de l'économie, une sénilité anticipée.

Ce processus peut, sous l'influence de ces causes diverses, se localiser du côté du système nerveux à tous les moments de son évolution et produire la paralysie générale. Cette paralysie générale est essentiellement une paralysie générale dégénérative.

CHAPITRE II.

HÉRÉDITÉ CÉRÉBRALE

Nous comprenons sous le nom d'hérédité cérébrale les différentes lésions organiques du cerveau que nous rencontrons chez
les ascendants de nos malades. Ces lésions sont de trois ordres :

1º Ce sont celles de la paralysie générale, c'est-à-dire que les
ascendants ont été, comme les descendants, atteints de paralysie
(Hérédité similaire) ;

2º Ce sont des ramollissements cérébraux suivis de démence ;

3º Ce sont — et ces derniers cas sont de beaucoup les plus
fréquents — des attaques d'apoplexie.

Cette hérédité ainsi comprise peut-elle être une cause pathogène de paralysie générale ?

Oui, de l'avis de différents auteurs.

Oui, aussi, semble-t-il, d'après la statistique.

Sur 174 cas, nous la rencontrons 56 fois, soit dans 27 %,
c'est-à-dire environ 1 fois sur 3 malades.

Malheureusement, la valeur de cette statistique est très atté-
nuée parce que, dans la plupart de nos observations, à l'hérédité
cérébrale s'ajoutent d'autres causes, telles que l'alcoolisme, et
la syphilis, qui peuvent peut-être produire la paralysie générale,
sans qu'on ait besoin d'invoquer la cérébralité des ascendants.
C'est ce que nous trouvons 41 fois sur nos 55 cas, et dans les
14 cas restants, bien que la cérébralité nous paraisse être la cause
essentielle, elle n'est cependant pas toujours la cause unique.

Aussi convient-il, pour répondre à la question, d'étudier les
faits de plus près, et, pour cela, nous passerons successivement
en revue les 3 modalités héréditaires que nous avons indiquées
plus haut.

I.

HÉRÉDITÉ SIMILAIRE.

Nous la retrouvons dans deux cas seulement, et encore l'un d'eux concerne-t-il une femme, fille d'un père et d'une mère paralytiques, qui a fait personnellement des excès, surtout des excès de boissons, tels qu'ils peuvent peut-être suffire pour expliquer, à eux seuls, la paralysie générale.

L'autre est plus typique. Il se rapporte à un individu, fils de paralytique général, qui, sans s'être exposé à aucune des causes regardées comme capables de produire la démence paralytique, a réalisé cette maladie vers l'âge de 45 ans.

Mais testis unus, testis nullus, et, *tout en pensant que la paralysie générale des ascendants peut être héréditairement transmise*, nous nous contentons de rapporter cette observation.

OBSERVATION XII.

Schm... est un homme de 47 ans, dont le père était paralytique général. D'intelligence bonne et même bien développée, il s'adonne aux affaires et arrive à une situation commerciale importante. Jusqu'à l'âge de 44 ans, sa conduite est régulière, il se montre à la hauteur de ses multiples occupations. A 44 ans, apparaît une excitation génésique marquée.

Un an et demi après, des idées de grandeur se montrent. S... est Grand d'Espagne, veut brasser beaucoup d'affaires. En peu de temps, son aliénation mentale n'étant pas reconnue, il se ruine ; la mégalomanie s'accentue, il est député, il veut tout acheter. L'intelligence s'affaiblit ; il oublie des mots, des phrases ; des troubles dans l'articulation des mots se montrent, il nasonne, achoppe, scande ses paroles.

Dix-huit mois environ après le début de sa maladie, Schm.... entre à l'Asile. On constate une mégalomanie qui disparaît bientôt, une démence profonde, qui se marque de plus en plus et des troubles paralytiques généralisés.

Schm... présente de violentes attaques épileptiformes qui deviennent de plus en plus nombreuses et qui augmentent la démence et la paralysie. Il succombe dix-sept mois après l'entrée à l'Asile, après une série d'attaques.

A l'autopsie, on trouve les lésions propres à la paralysie générale, une inflammation chronique de la dure-mère en certains points ; de l'œdème de la pie-mère ; des adhérences de la pie-mère à la substance grise. La substance grise est ramollie. La substance blanche congestionnée. Les ventricules sont dilatés.

II.

HÉRÉDITÉ PAR RAMOLLISSEMENT.

Nous possédons 4 cas de cet ordre. Dans ces 4 cas la seule cause qu'on puisse invoquer est cette hérédité. La physionomie clinique étant la même dans tous, nous nous contentons de rapporter deux d'entre eux.

OBSERVATION XIII.

Vey... Bonn..., est une femme âgée de 56 ans. Elle est fille d'un père tombé assez jeune dans la démence par ramollissement cérébral et d'une mère morte à 56 ans d'une attaque. Une de ses sœurs est morte, elle aussi, au même âge d'une attaque. Elle a un fils qui paraît bien.

Vey... Bonn... bien portante physiquement, n'ayant fait aucun excès, n'ayant pas eu la syphilis, mais inconnue dans son intelligence, devient à 55 ans 3 mois triste, sombre, taciturne. A certains moments, elle s'excite, ne peut plus faire son ménage comme avant, met des allumettes dans la soupe, croyant y mettre du sel, perd la mémoire, pleure sans raison, n'émet aucune idée délirante particulière et dit à son mari : «Je ne sais pas si je vis, je ne sais pas si je meurs ».

A 56 ans, elle entre à l'Asile. Nous portons le diagnostic de paralysie générale avec démence profonde.

Il existe une incohérence absolue dans les idées. Combien font 2 plus 6 ? Elle ne peut répondre. Elle ne sait pas l'année, le mois dans lequel nous sommes. Ne se rappelle plus s'il y a 2 jours ou 4 ans qu'elle est à l'Asile, pleure sans motif.

Les traits sont affaissés ; les extrémités supérieures étendues sont animées de tremblements marqués. Les forces sont considérablement diminuées des deux côtés. En marchant, elle écarte la base de sustentation et penche sur le côté gauche du corps. Elle ne reste qu'un mois à l'Asile et sort réclamée par son mari, n'ayant aucune idée délirante, ne manifestant aucun désir, aucune volonté, aucune lueur intellectuelle, mais profondément démente et beaucoup plus paralysée qu'à son entrée.— Sénilité, artério-sclérose.

OBSERVATION XIV.

Ca..., 68 ans, tuilier.

Hérédité. — Le père du malade est tombé dans les dernières années de sa vie dans le ramollissement cérébral avec démence et idées de jalousie. Le malade a perdu deux filles jeunes, probablement de tuberculose. Un fils est nerveux et original; une fille, peu intelligente, a eu un enfant mort-né.

Antécédents personnels.—Intelligence au-dessus de la moyenne, caractère vif, irritable, mais bon ; pas de maladies physiques, pas d'excès d'aucune sorte, pas de syphilis, pas d'alcoolisme, seulement gros travailleur.

Vers 65 ans, jalousie poussée très loin envers sa femme, quitte sa maison, veut voyager. Son intelligence s'affaiblit, sa parole devient difficile. Il en est de même de la marche; les idées de jalousie sont portées à l'extrême, il veut tuer sa femme, vagues idées de supériorité.

Entre à l'Asile à 68 ans. Cou court, face congestionnée. Se plaint que sa femme le trompait, qu'on voulait le voler, qu'on faisait un bruit épouvantable devant sa maison. Intelligence notablement atteinte. Traits flasques, plus affaissés à droite qu'à gauche. Parole psalmodiée. Paralysie généralisée avec écartement de la base de sustentation. Marche difficile. Sénilité.

Même état pendant deux mois, avec quelques idées de satisfaction, et, à certains moments, un peu de surexcitation. Au bout de ce temps, amélioration, toujours tendance aux idées de jalousie, raffermissement de l'intelligence et de la musculature, qui reste cependant très atteinte, et à ce moment, sortie avec le certificat suivant : « ... Sous l'influence du traitement, la surexcitation et le délire se sont notablement atténués, ont même presque disparu, et le système nerveux a repris davantage de tonicité. De sorte que, tout en persistant, les troubles paralytiques et la démence sont cependant moins marqués que lors de l'entrée de M. Ca... dans l'établissement ».

4

La physionomie clinique de ces deux cas est typique ; c'est celle de la paralysie générale sénile : même délire incohérent, même démence, même paralysie généralisée, même aspect sénile. C'est donc par la sénilité que l'hérédité cérébrale par ramollissement aboutit à la paralysie générale. Mais cette sénilité peut-elle être rattachée à l'hérédité ? Oui, répondons-nous sans hésitation. Et, en effet, le ramollissement avec démence consécutive qu'on constate chez les ascendants ne peut être attribué qu'à la sénilité. De sorte qu'on a affaire dans ce cas à une hérédité similaire dans son fonds et dans sa localisation du côté du cerveau.

L'hérédité cérébrale par ramollissement est donc bien la cause pathogène de la paralysie générale dont nos malades sont atteints.

III.

Hérédité par attaques.

Il est des familles dans lesquelles on rencontre un plus ou moins grand nombre de membres qui sont morts d'attaques d'apoplexie. Ce sont ces seules attaques familiales que nous considérons comme constituant l'hérédité par attaques. Cependant nous avons cru devoir faire rentrer dans ce genre d'hérédité les cas dans lesquels, sans être familiales, les attaques se produisent chez un des ascendants directs à un âge peu avancé.

La transmission héréditaire des attaques est chose communément admise dans la science, et, en présence des faits comme ceux que révèle la clinique, où l'on voit presque tous les membres d'une même famille succomber à des attaques, la réalité de cette transmission nous paraît difficile à mettre en doute. Mais de ce que l'attaque produit l'attaque, il ne s'en suit nullement qu'elle puisse créer héréditairement une prédisposition aboutissant à la paralysie générale. Il est même difficile au premier abord de comprendre qu'il puisse en être ainsi. L'attaque est liée à une lésion localisée, la paralysie générale est, au contraire, une maladie à lésions diffuses. Cependant, quand on y réfléchit, il n'y a rien là d'extraordinaire. D'après Bouchard et Charcot, en effet, l'hémorrhagie cérébrale, dont l'attaque est l'expression, serait due à la rupture d'un anévrisme miliaire, mais cet anévrisme qui, en se rompant, cause l'hémorrhagie, n'est pas unique dans le cerveau ; il est, au contraire, légion. Les anévrismes miliaires sont disséminés à l'ensemble des vaisseaux de cet organe.

Ce n'est donc pas en présence d'une lésion locale qu'on se trouve dans l'hérédité par attaques; c'est en présence d'une lésion diffuse des vaisseaux de l'encéphale.

Mais, cette objection écartée, la question de savoir si l'hérédité cérébrale par attaques peut être une cause pathogène de paralysie générale reste entière. Pour la résoudre, il faut étudier nos observations.

Celles-ci nous montrent, dans les cas où l'hérédité par attaques semble jouer le rôle pathogénique principal, les futurs paralytiques généraux marqués au coin de la cérébralité. Certains d'entre eux ont l'habitude extérieure du congestif, avec son cou court, sa face vultueuse, son tempérament sanguin, sa forte complexion, ses céphalées fréquentes, son caractère vif, emporté.

Parfois cette habitude extérieure n'existe pas, mais on note des douleurs de tête, des congestions cérébrales, qui se répètent plusieurs fois dans le courant de la vie, des hémorroïdes, des emportements, avec ce caractère indiqué nettement que ces hommes voient rouge à la moindre contrariété.

Puis, quand la maladie s'établit ou est établie, les phénomènes de congestion jouent encore un grand rôle. Souvent c'est par des attaques apoplectiformes que la paralysie générale débute ; pendant son évolution, les congestions du côté de la tête sont fréquentes.

Ces troubles indiquent certainement que, dans ces cas, la cérébralité agit. Mais on peut nous objecter, avec juste raison, que ce n'est là qu'un élément surajouté à la maladie ; en d'autres termes que, dans ces cas, celle-ci évoluant chez un cérébral, la cérébralité lui prête les éléments qui lui sont propres.

Aussi cette constatation ne suffit-elle pas pour prouver que la cérébralité est une cause pathogène de paralysie générale.

Cette preuve, nous la demandons à d'autres éléments :

1° A l'état du système nerveux du futur paralytique général.

L'héréditaire cérébral, candidat à la paralysie, n'est pas seulement un congestif, c'est un individu taré dans sa cellule cérébrale. Si, dans certaines de nos observations, on note que son intelligence est moyenne, ordinaire, quelquefois même au-dessus de la moyenne, le plus souvent cependant il est indiqué que cette intelligence est plutôt faible.

De plus, même dans les cas où l'intelligence est considérée comme étant moyenne ou au-dessus de la moyenne, les renseignements ajoutent que le prédisposé se fatiguait vite intellectuellement et que ses cellules cérébrales ne pouvaient pas dépasser une certaine somme de travail.

Ainsi, un de nos malades a pu, par son seul travail, arriver de simple employé à être chef de gare. Mais l'effort nécessité pour conquérir cette situation a dépassé la résistance de son système nerveux. Il a été incapable de remplir son nouveau poste, et on a dû lui donner un autre emploi.

C'est surtout en présence de certains poisons, de l'alcool par exemple, que la tare cellulaire de l'héréditaire cérébral se révèle.

Nombre de nos héréditaires cérébraux nous sont signalés comme ne pouvant supporter les boissons alcooliques. Immédiatement, de la surexcitation se produit et leur intelligence s'embrouille.

Chez Gra..., Gui... (Obs. xvi), il est avéré que la boisson le fatiguait beaucoup, la moindre quantité le surexcitait.

Chez Sal..., Hen... (Obs. xv), cette action a été très nette, non seulement le moindre excès de boisson le surexcitait et l'embrouillait, mais encore exagérait des douleurs de tête qu'il avait depuis l'époque de la puberté. Et si cet homme voulait, quand même, continuer à boire, les maux de tête s'exagéraient encore et s'accompagnaient de photophobie.

Cette susceptibilité des cérébraux vis-à-vis de l'alcool a été parfaitement mise en lumière par Lasègue et nous paraît être aujourd'hui communément admise.

2° A certaines observations qui nous montrent la cérébralité s'exagérer progressivement sous l'influence de causes secondaires et aboutir à la paralysie générale.

Ainsi dans le cas suivant :

Observation XV.

Sal... Hen..., propriétaire.

Grand-père et père morts d'attaques.

Dès la puberté, hémorroïdes et céphalées persistantes. On supprime les hémorroïdes ; les céphalées continuent. Vers l'âge de 21 ans, cet homme fait des excès de boisson, les maux de tête s'exagèrent et s'accompagnent de congestion et de photophobie ; en même temps, on constate de la lenteur dans la pensée. Les excès de boisson sont supprimés ; au bout de quelque temps, les céphalées disparaissent, mais la lenteur intellectuelle persiste.

Vers 25 ans, il se marie, et, sans boire d'une façon régulière, il fait de nouveau, et par intervalles, quelques excès de boisson. Immédiatement, les douleurs de tête et la photophobie réapparaissent en même temps qu'un peu de surexcitation et d'embrouillement intellectuel, et, chaque fois qu'il boit, les mêmes phénomènes se produisent et s'aggravent.

A 28 ans, pendant ses 28 jours, il se met à boire et dépense rapidement 400 fr. ; sous l'influence de ces excès, se produit de la surexcitation, Sal..., fait des extravagances. Les 28 jours expirés, il rentre chez lui. Il prend son billet à la gare, ne s'arrête pas à sa station, perd son billet, ne sait plus où il est, ne se souvient de rien ; on est obligé de le ramener chez lui. A partir de ce moment, la paralysie générale est nettement établie. L'intelligence est affaiblie, la langue tremble, les mains sont inhabiles, Sal... veut habiter Montpellier, faire des beaux-arts, de la musique, de la peinture, acheter des plaines entières ; bientôt il sera millionnaire.

A certains moments, il se met au travail avec une rage fébrile ; à d'autres, il est incapable de rien faire.

Conduit à l'Asile, nous constatons l'existence d'une paralysie généralisée avec idées de grandeur. La démence est nette, les traits sont flasques, la parole anonnée et nasonnée, tremblotée même. Les muscles des lèvres sont animés de tremblotements. Les contractions musculaires ne sont plus régulières, mais se font par secousses successives. Sal... est agité, va d'une porte à l'autre, se lève la nuit, se bat avec les autres malades, puis, au bout de quelques semaines, le calme revient, mais démence et paralysie font de grands progrès, il mouille, salit. L'état général s'altère vite, le malade a de la diarrhée, maigrit et succombe deux mois après son entrée.

Cet homme, dès l'époque de la puberté, a des hémorroïdes et des douleurs de tête. Vers l'âge de 21 ans, il se met à boire, les maux de tête s'exagèrent, s'accompagnent de photophobie et de lenteur intellectuelle.

Il supprime la boisson, les maux de tête disparaissent, la lenteur intellectuelle persiste seule. Mais, par intervalles, il fait de nouveaux excès, et chacun d'eux fait réapparaître les troubles précédents et les exagère. Lorsque, à 28 ans, il fait des excès plus considérables, la paralysie générale se déclare nettement.

Dans ce cas, évidemment, les excès de boisson ne peuvent pas expliquer le développement de la paralysie générale, ils sont trop espacés pour cela. Sal..., n'est pas un alcoolique, et, si cette maladie a pu se produire, c'est que le terrain était tout préparé par l'hérédité cérébrale. Aussi, voit-on chaque excès de boisson mettre en activité des symptômes propres à la cérébralité.

L'observation qui suit peut se rapprocher de la précédente. Gra... Guil..., n'est pas un alcoolique, pas même un buveur, il boit moins que nombre de ses camarades, mais, de par son organisation cérébrale, l'alcool a un effet désastreux sur lui, et, sous l'influence d'une violente commotion morale, il arrive à la paralysie générale.

Observation XVI.

Gra... Guil..., gendarme, est âgé de 47 ans. Son grand-père est mort d'une attaque, son père a eu plusieurs attaques, l'une d'elles l'enlève à 52 ans. Sa mère, à la suite d'une attaque, est restée paralysée d'une moitié du corps pendant cinq ans et est morte d'une seconde attaque. Un oncle maternel est mort d'une attaque; un autre oncle est mort de rhumatisme. Un frère du malade est vif, emporté, sanguin et congestif.

Lui-même est d'un caractère emporté, violent, voit rouge à la moindre contrariété. Un jour, il décharge son revolver sur un civil qui le menace. Il souffre souvent de douleurs de tête.

A 27 ans, Gra... Guil.... fait une congestion cérébrale et, quelques années après, deux autres congestions de même ordre. Gendarme ponctuel dans son service, véritable militaire, il affirme qu'il ne buvait pas, et sa femme nie, comme le mari, tout excès de boisson. Certainement, Gra... Guil.... n'est pas un ivrogne, et, d'après des renseignements absolument sûrs, s'il buvait, il ne buvait pas davantage qu'un homme normal. Seulement, la boisson le fatiguait beaucoup; la moindre quantité le surchauffait et le surexcitait.

Sous l'influence de la commotion morale qu'il ressentit à la suite de la mort de l'individu tué par lui, il présenta des modifications dans le caractère, il devint plus violent, plus irascible, et volontiers frappait sa femme.

A ce moment, se développa une démence paralytique dont nous ne pouvons malheureusement suivre nettement le début, mais qui, en quelques mois, fait conduire Gra... Guil... à l'Asile.

Nous portons le diagnostic de paralysie générale. Il n'y a pas, à proprement parler, d'idées de richesses et de grandeurs, mais il vante sa force, sa haute intelligence. La mémoire est atteinte. Il ne sait ni le mois ni la date.

Il fait encore une addition, la soustraction lui est difficile, même impossible. Il s'isole volontiers de la conversation. Il écrit facilement : « Montpellier, le 33 avril » ; déclare « avoir assassiné son père et sa mère, avoir volé 100,000 fr. «. Il n'a pas d'hallucinations, pas de symptômes propres à l'alcoolisme. Pas de traces de syphilis, qu'il nie d'ailleurs avec énergie. Pas d'excès de femme.

Les traits sont flasques, le regard est atone. Il y a de la difficulté dans l'attaque des mots, du nasonnement, même des tremblements. La langue et les lèvres sont animées de tremblements. L'écriture est tremblée. Certains mots sont sautés. Le port du corps, tantôt sur une jambe, tantôt sur l'autre, est difficile. Calme, Gra... Guill..., est parfois même un peu affaissé, il mange gloutonnement, et, si on ne le surveille pas attentivement, il mange tellement qu'il est pris de vomissements.

Cet état persiste tel jusqu'au moment de la sortie du malade, qui a lieu sur la demande de sa femme.

Gra... Guill.... reste onze mois dehors. Pendant huit mois il est assez calme. Sa femme peut le soigner et le surveiller ; au bout de ce temps, il a quelques idées ambitieuses, l'agitation apparaît, il veut constamment sortir. On est obligé de le garder nuit et jour. Mais, un jour, il s'échappe de chez lui, ne peut plus retrouver son chemin, et on le rencontre dans la campagne exténué de fatigue.

On le ramène à l'Asile ; nous constatons là un état d'égarement très marqué. Il veut sortir, aller à Toulon ; il est égaré, il faut le conduire aux lieux et au réfectoire, mouille la literie, va d'un côté et d'autre sans but. La parole est psalmodiée. La paralysie fait de grands et rapides progrès, il traîne les jambes en marchant, se lève difficilement. Une eschare se produit au sacrum. De l'agitation apparaît dans le courant de la nuit. Il tripote, jette ses couvertures. La déchéance physique se prononce de plus en plus, et Gra... Guil..., meurt dans le marasme paralytique cinq mois après sa seconde entrée.

Il nous semble que la preuve que nous cherchons est faite : observation clinique et état du système nerveux s'accordent pour démontrer que l'hérédité cérébrale est une cause pathogène de paralysie générale.

Toutefois nos observations ne nous montrent pas cette hérédité aboutissant par elle seule à la paralysie, elle a toujours besoin pour cela d'une cause occasionnelle, souvent de minime importance, une émotion morale par exemple (Obs. xvii) ; mais l'application de cette cause n'enlève rien à l'importance de l'hérédité cérébrale, qui reste toujours la cause essentielle de la maladie.

Observation XVII.

Gouz..., est un homme intelligent qui, jusqu'à l'âge de 37 ans, n'avait rien présenté de particulier. Lorsqu'à ce moment, à la suite d'une contrariété morale (déception née à la lecture d'un testament le faisant héritier d'une somme dérisoire, alors qu'il croyait devoir hériter d'une belle fortune),éclate un délire incohérent avec agitation continuelle, peut-être hallucinations de l'ouïe et menaces envers les membres de sa famille et les personnes qui l'entourent.

Cet état dure trois semaines, puis l'agitation tombe, et Gouz.... reste inerte sur sa chaise, oubliant même de réclamer sa nourriture.

La mémoire est profondément atteinte. Il ne peut plus faire le moindre calcul et répond très mal aux questions qu'on lui pose. En même temps, l'articulation des mots est difficile.

Un mois après, on le conduisait à l'Asile, et là, on constate une démence considérable et des troubles paralytiques généralisés, 2 et 2 font 6, 1 et 2 font 4. Il ne peut dire son âge, il est venu au monde à peu près à 20 ans, se plaint d'avoir été malade parce que des mouches sont venues vers lui.«Nous sommes riches.Nous avons partagé 3 ou 4 fois ». Il est agité, déchire ses effets, bourre ses poches de tout ce qu'il trouve ; les traits sont affaissés, surtout à gauche, la parole est anonnée et nasonnée, la langue est animée de tremblements. Les pupilles sont plus contractées qu'à la normale. Il peut à peine se tenir sur ses jambes, bute partout, traîne ses pieds sur le parquet en marchant.La paralysie est généralisée avec prédominance très nette à gauche.

Dans les jours qui suivent son entrée, il se calme, mais la démence et les troubles paralytiques font encore des progrès ; il mouille et salit sous lui. La faiblesse des jambes s'exagère ; il ne peut marcher seul.L'amaigrissement se prononce,et cet homme est emporté par une pleuro-pneumonie.

En résumé, en réponse à la question que nous nous sommes posée de savoir si l'hérédité cérébrale peut produire la paralysie générale, nous dirons :

1° L'hérédité similaire paraît être susceptible de produire chez le descendant une prédisposition aboutissant à la paralysie générale ;

2° L'hérédité cérébrale par ramollissement peut créer une prédisposition qui aboutit chez le descendant à la paralysie générale ;

3° La cérébralité, néc d'une hérédité par attaques, peut être une cause pathogène de paralysie générale.

IV.

ÉTUDE CLINIQUE.

1° N'ayant qu'un cas de paralysie générale par hérédité similaire, nous ne saurions faire l'étude clinique de cette paralysie.

2° Quant aux paralysies générales par ramollissement chez les ascendants, toutes nos observations sont d'accord pour nous montrer, ainsi que nous l'avons dit, que ce genre de paralysie a les allures de la paralysie générale sénile.

La démence et la paralysie généralisée sont les éléments essentiels. Le délire ne joue qu'un rôle secondaire et se traduit plus particulièrement par de l'agitation incohérente.

Nous ne retrouvons pas même dans ces cas ces hallucinations, cet apeurement, ce délire des persécutions, qu'on rencontre si volontiers chez les diathésiques.

3° L'étude clinique de la paralysie générale, née de l'hérédité par attaques, ne nous arrêtera pas non plus. Son tableau clinique est celui de la paralysie générale ordinaire avec cependant, ce nous semble, une prédominance très nette de la déchéance de la cellule cérébrale, et cela, malgré les congestions fréquentes qu'on rencontre dans ces cas.

Le délire des grandeurs est le délire le plus fréquent, mais il peut être très atténué sinon absent, ainsi que le prouve l'observation de Gouz...(Obs. xvii), dans laquelle on constate surtout de l'agitation incohérente.

V.

PATHOGÉNIE

Hérédité par ramollissement — En établissant précédemment que cette hérédité pouvait produire une prédisposition aboutissant à la paralysie générale, nous avons indiqué quelle était la nature de cette dernière. Nous avons montré que cette paralysie était une paralysie générale par sénilité. Nous n'avons donc pas à y revenir.

Hérédité par attaques — L'attaque, nous l'avons vu, n'est qu'une manifestation locale d'une lésion généralisée. Cette lésion, d'après Bouchard et Charcot[1], serait constituée par des anévrismes miliaires, qui seraient eux-mêmes la conséquence d'une périartérite diffuse. Cette périartérite est étendue, disent ces auteurs, à tout le système des petits vaisseaux intra cérébraux et s'accompagne quelquefois d'une sorte d'atrophie des parois des grosses artères de la base et de celles des méninges, ce qui leur donne en quelque sorte un aspect pelure d'oignon.

C'est cette lésion généralisée que transmet évidemment à son descendant l'héréditaire cérébral. Est-ce à cette périartérite diffuse qu'il faut rattacher la paralysie générale? On pourrait le penser, si on en croit les auteurs qui placent le point de départ du travail anatomique de la paralysie générale dans l'inflammation des vaisseaux. L'influence de l'hérédité cérébrale s'expliquerait donc tout naturellement, mais l'observation clinique montre que ce serait par trop la restreindre.

Que les lésions vasculaires existent, nous ne saurions le mettre en doute ; les congestions cérébrales, les attaques, les maux de tête si fréquents chez nos malades le prouvent ; mais qu'elles existent seules, l'observation clinique ne nous permet pas de l'admettre.

[1] Charcot et Bouchard. *Nouvelles recherches sur la pathogénie de l'hémorrhagie cérébrale*. In *Archives de Physiologie*, 1868, pag. 117.

L'héréditaire cérébral est un individu qui n'est pas seulement taré dans ses vaisseaux, mais qui l'est encore dans sa cellule nerveuse. Celle-ci se fatigue facilement, est souvent diminuée dans sa portée intellectuelle, et est d'une sensibilité extrême à l'action de l'alcool.

Or, qu'indique cette tare, sinon une moindre résistance organique de la cellule nerveuse? Aussi voyons-nous celle-ci se désorganiser sous l'influence de causes banales.

De sorte que, ce que transmet l'héréditaire cérébral à son descendant, c'est, d'une part, une tendance à l'inflammation diffuse des vaisseaux, et, d'autre part, une moindre résistance organique de la cellule cérébrale.

Ici donc, la dégénération est à côté de l'inflammation.

CHAPITRE III.

HÉRÉDITÉ ALCOOLIQUE

Nous rencontrons vingt-neuf fois, soit dans 16,6 °/₀ des cas, l'alcoolisme dans l'ascendance de nos malades. Cette proportion, relativement considérable, incite à penser que l'hérédité alcoolique peut être un facteur pathogénique de la paralysie générale. Mais, quand on étudie les faits de près, on voit cette statistique perdre de son importance; vingt-quatre fois, en effet, ainsi que l'indique le tableau ci-dessous, l'hérédité alcoolique est combinée avec des causes pouvant réaliser, elles aussi, la paralysie générale. Parmi ces causes, la plus fréquente est l'alcoolisme personnel, soit seul, soit combiné avec des excès divers, la syphilis ou le traumatisme, ou bien encore d'autres hérédités, l'hérédité cérébrale et l'hérédité diathésique.

Tableau III

Hérédité alcoolique combinée avec :

Arthritisme et alcoolisme personnel	1
Arthritisme, alcoolisme personnel, excès génésiques	1
Cérébralité	1
Cérébralité, alcoolisme personnel	2
Cérébralité, alcoolisme personnel, syphilis	1
Cérébralité et traumatisme	1
Hérédité tuberculeuse et excès de tous genres	1
Hérédité tuberculeuse et psychique, fièvre typhoïde et traumat.	1
Hérédité mentale et alcoolisme personnel	2
Hérédité mentale, alcoolisme personnel, syphilis	1
Alcoolisme personnel	6
Alcoolisme personnel et traumatisme	2
Alcoolisme personnel et syphilis	2
Syphilis et excès génésiques	1
Rhumatisme	1

De sorte qu'il ne nous reste, somme toute, que cinq cas dans lesquels l'hérédité alcoolique existe seule. Et encore, dans deux d'entre eux, cette hérédité est combinée avec l'hérédité tuberculeuse. Mais, nous le verrons plus loin, ce dernier genre d'hérédité ne paraît pas avoir de tendances manifestes à produire une prédisposition aboutissant à la paralysie générale.

C'est peu, nous le reconnaissons, pour résoudre la question de savoir si l'hérédité alcoolique peut être une cause pathogène de paralysie générale. Cependant ces observations méritent de nous arrêter, leur étude nous fournira des éléments importants de jugement, sinon pour résoudre d'une manière définitive cette question, du moins pour nous incliner vers une certaine direction.

Ces cinq observations visent : trois d'entre elles, des individus qui sont arrivés très jeunes à la paralysie générale, à 16, 24 et 25 ans, c'est-à-dire des juvéniles ; les deux autres ont trait, au contraire, à des séniles. Elles constituent ainsi deux groupes que nous étudierons successivement.

I.

Premier Groupe. — PARALYSIE GÉNÉRALE PRÉCOCE.

Nous relatons ci-dessous nos trois observations :

OSERVATION XVIII.

Vign... Aug..., 25 ans, fils d'un père alcoolique et d'une mère nerveuse ; est fils unique. Lymphatique, niais, mais a pu apprendre à lire et à écrire et se montre adroit dans son travail de cordonnier.

Il ne fait aucun excès, sauf peut-être de masturbation, et à 25 ans sans cause connue se produit un accès de manie, ayant tous les caractères de la manie franche et qui nécessite son admission à l'Asile. Au bout de 7 mois et demi, il sort en état de convalescence avancée. Rentré chez lui, il fait quelques excès de boisson, et, neuf mois après, on est obligé de le ramener à l'Asile. A ce moment, on constate de l'exaltation maniaque avec prédominance d'idées de grandeur et des troubles très nets de la motilité. Troubles de la prononciation des mots, avec trémulations musculaires. Langue à certains moments comme pâteuse. Tremblements des doigts étendus avec mouvements d'oscillation de tout le bras. Hésitation de la marche. Les idées de grandeur consistent en idées de force, en idées de richesse. Malgré ces apparences, le premier accès de manie avait paru si franc qu'on hésite à porter le diagnostic de paralysie générale et qu'on se demande si les troubles moteurs constatés ne doivent pas être rattachés à des excès de boisson. Mais la marche ultérieure de la maladie ne permet bientôt plus d'hésitation. Les troubles paralytiques de la démarche se précisent, et la maladie suit une marche lentement progressive. Le malade succombe à une pneumonie hypostatique trois ans après son entrée, l'autopsie ne peut être faite.

OBSERVATION XIX.

Auril... Virg..., est un jeune être dont la sœur vit encore. Son père est alcoolique avec localisation des lésions du côté de l'appareil circulatoire. Sa mère est tuberculeuse : la tuberculose se rencontre dans la lignée maternelle.

Caractère bon, crédule, se noie dans un verre d'eau. La moindre émotion la met hors d'elle-même, elle ne sait plus où elle en est. Constitution faible (22 ans, chloro-anémie). Econome, laborieuse. Intelligence moyenne.

A 24 ans, elle s'imagine qu'un homme veut la violer. Consécutivement, délire intense. Elle entre à l'Asile, et on porte le diagnostic de manie avec agitation extrême. Elle a tout à fait les allures de la maniaque ordinaire, seulement on note des idées de vanité et de grandeur se rapportant à la religion et des hallucinations de l'ouïe, qui la flatteraient en insistant sur sa beauté, sur sa puissance. La grande agitation maniaque dura plus d'un an avec prédominance d'idées de grandeur et d'irritabilité. Au commencement de janvier 1885, se produisirent, pendant deux jours consécutifs, des espèces de faiblesse, d'étourdissements. Elle demande qu'on la soutienne ; «elle se mourait», devenait pâle avec de la sueur. Tout cela ne dura que quelques secondes. Seulement, dans les jours suivants, on remarqua une modification complète dans la physionomie et les allures de la malade. Celle-ci devint hébétée, on constata quelques tremblements dans les extrémités supérieures étendues plus marquées à droite qu'à gauche.

Au bout de quelques jours, ces troubles s'accentuèrent, la parole devint nasonnée, anonnée même, la commissure labiale abaissée du côté droit, la langue déviée à gauche, avec mouvements fibrillaires, la lèvre supérieure tremblotante, la pupille droite moins dilatée que la gauche, la démarche est peu assurée, les réflexes sont exagérés. Il y a des tremblements épileptoïdes des deux côtés.Cette augmentation des troubles avait été précédée d'un nouvel étourdissement.

L'intelligence est affaiblie, elle peut encore réciter des prières, mais ne sait plus l'époque de l'année ni la date de son entrée à l'hôpital.

Idées de grandeur persistantes dans la même direction. Les manifestations qui précèdent se continuent en s'exagérant légèrement pendant dix-huit mois environ, puis s'accentuent. La malade arrive à ne plus pouvoir se tenir debout ni se soulever de sa chaise, ni manger seule, à cause des tremblements de la paralysie. La percussion du tendon rotulien produit des tremblements épileptoïdes. Plus tard, il y a des contractions du bras gauche et des cuisses. Le marasme paralytique se prononce, et la malade meurt dans le marasme quatre ans après son entrée à l'Asile.

OBSERVATION XX.

Hug..., est la fille d'un père alcoolique mort à 45 ans d'un transport au cerveau et d'une mère débauchée et buveuse.

Venue à terme, elle a eu dans sa première enfance quelques convulsions, disparues à la suite d'expulsion de vers. Intelligente, alerte, mais mauvaise tête, taquine, moqueuse, elle était au couvent des Madeleines lorsque, vers 13 ans, à la suite d'une frayeur, elle a une première attaque revêtant tous les caractères d'une attaque d'épilepsie. A partir de ce moment, elle a de nombreux vertiges, sans délire consécutif mais avec emportement et parfois un peu d'égarement.

Au moment de l'instauration des règles, augmentation des vertiges.

A 14 ans et demi, elle est placée à l'hôpital général, et nous la perdons de vue jusqu'à 16 ans, où elle entre à l'Asile avec le diagnostic suivant: est atteinte d'épilepsie, son état mental exige absolument son transfert urgent à l'Asile d'aliénés.

Là, on porte le diagnostic suivant : Imbécillité s'accompagnant d'attaques épileptiformes. Ces troubles morbides se rattachent à un travail organique du cervau, probablement à une méningo-encéphalite chronique.

Le lendemain de l'entrée, nous constatons les symptômes suivants : Taille un peu au-dessous de la moyenne. Développement musculaire normal. Face l'emporte sur le crâne. Front assez haut, mais aplati. Figure plate. Tête chaude. Secousses musculaires surtout marquées du côté de la face et de la main gauche, mais se généralisant à un certain moment à l'ensemble des muscles des membres. Inégales d'intensité, il y en a d'imperceptibles agitant à peine la peau du visage, tandis que d'autres font tressauter le corps en entier de la malade. Brusques, courtes, fréquentes, quatre à cinq à la minute, elles sont à peu près continues, avec des intermittences d'une durée variable, mais généralement très courte et ne dépassant pas deux à trois minutes. A ces secousses s'ajoutent à certains moments : 1° des vertiges avec perte complète de connaissance, généralisation des secousses à l'ensemble des muscles, avec prédominance toutefois à la face ; 2° de grandes attaques revêtant les caractères des attaques d'épilepsie, avec cri, période tonique, puis clonique et prédominance des convulsions du côté droit.

Tout le tronc est incurvé à concavité droite. La main droite cherche l'épaule gauche. La jambe gauche passe par derrière la droite dans une adduction forcée. La face regarde en haut et à gauche par contraction du sterno-mastoïdien droit. Convulsions des globes oculaires et, après l'attaque, période de coma prolongé. La malade se tient difficilement debout, les secousses produisent chez elle une déséquilibration. Mais, à côté de cette déséquilibration produite par les secousses musculaires, il semble bien qu'il y ait de la parésie. La malade écarte la base de sustentation, il y a des tremblements très marqués, la langue sortie de la bouche. Les réflexes tendineux sont exagérés. La sensibilité tactile paraît conservée aux membres supérieurs des deux côtés, normale au tronc et aux membres inférieurs. La sensibilité à la douleur est abolie aux membres supérieurs, sauf au niveau du deltoïde. Aux membres inférieurs, l'analgésie n'existe pas. L'intelligence est très diminuée. Cependant, en dehors des attaques, la malade peut encore répondre à des questions simples. C'est ainsi qu'elle nous dit qu'elle a des attaques et des vertiges « parce qu'elle a mal à la tête et qu'elle a des vertiges ». Les différents organes sont sains, le cœur sans lésion d'orifice, avec des bruits sourds et profonds, quelques irrégularités, mais normal en fréquence.

L'état qui précède se continue ainsi pendant un an et demi avec une déchéance de plus en plus marquée de l'intelligence, une parésie s'accentuant de plus en plus et des courbatures qui se produisent au niveau de certains membres. A ce moment, la malade ne peut se tenir debout, entraînée en arrière ou du côté droit, et, lorsqu'on la soutient, les musclés de la cuisse et de la jambe fléchissent chaque article sur l'autre, et elle penche sur le côté droit. En outre, on constate, même au repos, des contractions des fléchisseurs et des adducteurs, des extenseurs des orteils, des muscles des bras et des avant-bras, les doigts sont en demi-flexion sur la main, la main sur l'avant-bras. Différents muscles du corps sont toujours animés de mouvements convulsifs, qui parfois se généralisent. Les traits sont flasques, sans expression, les yeux se convulsent facilement, les paupières sont paresseuses, la droite est plus dilatée que la gauche. La langue ne peut être sortie hors de la bouche. Stases sanguines au niveau des pommettes. Exagération des réflexes, sans mouvements épileptoïdes, et la malade succombe consécutivement à une attaque épileptiforme.

A l'autopsie, on note la dureté des os du crâne, un commencement d'aspect laiteux des vaisseaux sans inflammation très marquée, des suffusions légères très disséminées à la région antérieure, moyenne et inférieure du cerveau, mais surtout marquées aux lobes frontaux le long de Sylvius et au niveau des lobes sphénoïdaux, et cela sur les deux hémisphères. L'épendyme des ventricules est rugueux. Le cerveau est ramolli d'une façon générale, ainsi que le corps calleux, les pédoncules cérébraux, le cervelet, le bulbe et la moelle elle-même. Pointillé de la substance blanche.

Peut-être la dernière de ces observations, celle de Hug.. s'éloigne-t-elle de la paralysie générale ordinaire par certains de ses symptômes et, en particulier, par les secousses convulsives à peu près continues que présentait la malade, mais elle se confond avec elle par l'ensemble de sa physionomie clinique et par les lésions anatomiques : adhérences entre la pie-mère et la substance cérébrale.

Quant aux deux autres, il ne peut y avoir de doute sur le diagnostic, bien que le début de la maladie ait été tout différent de celui qu'on rencontre ordinairement dans la paralysie générale.

En effet, dans ces deux cas, c'est à une folie névrose qu'on a cru tout d'abord avoir affaire. Chez Vign... (Obs. xviii), en particulier, la maladie a revêtu avec une telle netteté le masque de la manie que le diagnostic de cette forme d'aliénation mentale s'est imposé. Bien plus, l'évolution de la maladie l'a, pour ainsi dire, confirmé. Sept mois et demi après son entrée, cet homme paraissait guéri, il sortait même de l'Asile comme tel. Et cependant, neuf mois ne s'étaient pas écoulés qu'il y rentrait en pleine évolution de paralysie générale.

Pendant un an, Aur... (Obs. xix) fut, elle aussi, considérée comme atteinte de folie névrose.

D'ailleurs, c'est aussi avec le diagnostic d'épilepsie que Hug... (Obs. xx), est entrée à l'Asile. Mais peu importe ce début et l'intérêt qu'il présente, il n'en est pas moins vrai que nos trois malades sont des paralytiques généraux. Or, si on recherche à quelle cause rattacher leur maladie, on ne retrouve qu'un seul facteur étiologique possible, l'hérédité alcoolique.

Vign... n'a eu aucune maladie, syphilitique ou autre, n'a fait aucun excès, que quelques excès de masturbation. Bien que fils d'alcoolique, il n'a pas bu, comme cela arrive si souvent, écœuré qu'il était par l'état d'ivresse dans lequel il voyait, à peu près journellement, son père. Il n'a bu que dans les semaines qui ont précédé l'approche de la paralysie générale.

Auril..., était une jeune fille d'une conduite modèle, et, à part ce fait qu'elle était jumelle, l'hérédité alcoolique et tuberculeuse qui existait chez elle, peut seule être invoquée comme cause. Il en est de même chez Hug...

Cette absence de toute autre cause que l'hérédité alcoolique porte évidemment à penser que, dans ces cas, cette hérédité a créé une prédisposition qui a abouti à la paralysie générale. On est d'autant plus porté vers cette idée qu'il existe dans la science des observations qui plaident dans le même sens que les nôtres, des observations de paralysie générale dans lesquelles l'hérédité alcoolique semble être la grande coupable.

Wiglesvorth, Vrain, Charcot et Dutil, Major, Gudden, etc., en ont rapporté des exemples. Dans ces cas, il est vrai, l'hérédité alcoolique n'existe pas seule ; à côté d'elle, on rencontre l'hérédité tuberculeuse, l'hérédité mentale, l'arthritisme, la cérébralité, ou bien des causes acquises, fièvre typhoïde, traumatisme, etc., mais il n'en est pas moins vrai que l'alcoolisme des ascendants paraît avoir joué le premier rôle.

Dans ces cas encore, l'héréditaire alcoolique, taré ou non dès l'enfance, dans son système nerveux, subit généralement, à l'époque de la puberté, un arrêt de développement physique, s'accompagnant d'un affaiblissement radical de l'intelligence et de troubles paralytiques qui se généralisent vite. Seulement, à l'inverse de ce qui se passe chez nos malades, le délire n'existe pas ou a peu d'importance, et, à l'autopsie, on rencontre les lésions ordinaires de la paralysie générale.

L'étude de la paralysie générale précoce nous entraîne donc à admettre que l'hérédité alcoolique peut être une cause pathogène de paralysie générale. Il semblerait même que l'influence de cette hérédité doive être puissante, puisque la maladie peut apparaître dès l'époque de la puberté. — Et cependant quand, quittant le jeune âge, nous nous reportons à la virilité, nous ne retrouvons pas d'observations démontrant nettement à cette époque de la vie l'influence de l'hérédité alcoolique. Tous nos héréditaires alcooliques virils sont des alcooliques personnels, et la paralysie générale qu'ils présentent offre les stigmates de l'alcoolisme. Comme, lorsque le terrain est vierge de toute tare, l'alcool a dû le miner pour aboutir à la paralysie générale, et celle-ci, une fois constituée, porte le cachet de l'alcoolisme.

Aussi, bien que enclins à penser que l'alcoolisme des ascendants peut créer chez le descendant une prédisposition aboutissant à la paralysie générale, nous ne concluons pas d'une manière définitive.

II.

2e *Groupe*. — PARALYSIE GÉNÉRALE SÉNILE.

Deux fois, nos héréditaires alcooliques nous ont présenté une paralysie générale par sénilité anticipée, l'un à 51 ans, l'autre à 53 ans, et cela sans que nous ayons pu trouver aucune autre cause que l'hérédité alcoolique pour en expliquer le développement. Nous résumons ci-dessous une de nos observations.

OBSERVATION XXI.

Bancar..., âgée de 54 ans.

Hérédité. — Côté paternel. Grand-père et grand'mère n'ont rien présenté de particulier.

Père robuste, dur d'oreille. Caractère intelligent, alcoolique. Mort à 64 ans d'une pneumonie.

Côté maternel, — Grand-père et grand'mère inconnus.

Mère intelligente, caractère violent, morte à 64 ans d'un érysipèle de la face.

Deux frères, l'un syphilitique, alcoolique, hémiplégique à la suite d'une attaque survenue à 38 ans. L'autre, âgé de 54 ans, est *alcoolique*.

Descendants. — Deux *fausses couches*. Cinq enfants à terme qui ont tous succombé, les deux premiers de convulsions à 9 et 11 mois, la troisième de phtisie à 28 ans, le quatrième de méningite à 3 ans 1/2 ; le cinquième de broncho-pneumonie à 5 ans 1/2.

Prédisposition. — Intelligente, caractère gai, un peu bizarre. Les bizarreries augmentaient pendant la grossesse. Pas d'alcoolisme, pas de syphilis.

Pas de renseignements sur l'enfance et la jeunesse.

Se marie à 22 ans.

A 24 ans, eczéma des genoux.

A 44 ans, boule hystérique.

Vers 53 ans, à la suite d'un chagrin, tristesses, s'imagine que sa belle-fille la vole. Hallucinations très nettes de la vue ; elle habite Paris, ou bien Annonay, et elle aperçoit chaque nuit et quelquefois le jour, cette dernière qui lui soustrait des objets. Les hallucinations sont si nettes qu'elle aperçoit la femme de son fils dans le lit de ce dernier, bien qu'il fût revenu seul à Paris. Quelque temps après, première attaque apoplectiforme.

Internée à l'Asile de Meu..., elle a 17 attaques dans la première année ; mais, ici, les renseignements sont peu précis. De même pour ce qui se passe à Agen, où la malade a été transférée.

Conduite à 54 ans, à l'Asile de Montpellier, on porte le diagnostic de démence organique avec troubles paralytiques.

On constate de nombreuses attaques épileptiques et un état parétique généralisé. Cette femme a tous les attributs de la sénilité.

L'affaiblissement musculaire devient de plus en plus marqué.

Ces observations tendraient à prouver que l'hérédité alcoolique peut créer une prédisposition aboutissant à une sénilité anticipée, laquelle, comme toute sénilité, pourrait, à son tour, aboutir à la paralysie générale. L'esprit ne répugne pas à admettre semblable chose, quand on connaît l'influence considérable que l'alcoolisme des ascendants peut exercer sur la résistance vitale des descendants.

La mortalité est très considérable chez les enfants d'alcooliques, et ceux qui survivent sont souvent peu résistants aux maladies contagieuses et deviennent volontiers des candidats à la tuberculose ; il n'y aurait rien d'étonnant à ce qu'ils vieillissent plus vite que d'autres.

Mais, ici encore, le petit nombre de nos observations nous oblige d'être réservés dans nos conclusions, et, pour nous permettre d'affirmer qu'un héréditaire alcoolique peut être, de par son hérédité, un candidat à la sénilité anticipée, nous attendrons que de nouveaux faits viennent confirmer les enseignements de ceux que nous possédons.

CHAPITRE IV

ALCOOLISME.

Les rapports pathogéniques qui peuvent exister entre l'alcoolisme et la paralysie générale, sont loin d'être fixés dans la science.

Tandis que les Esquirol, les Bayle, les Calmeil, les Pinel, etc., n'hésitent pas à rattacher la paralysie générale à l'alcoolisme, et regardent celui-ci comme une cause fréquente de démence paralytique, d'autres auteurs dénient à l'alcool la possibilité de produire, de toutes pièces, la paralysie générale. Pour ces derniers, l'alcool crée, non pas la paralysie générale, mais ce qu'ils désignent sous le nom de pseudo-paralysie générale, c'est-à-dire une maladie empruntant le masque de la démence paralytique, mais s'en séparant par son évolution, son pronostic et ses lésions anatomiques.

Pour d'autres enfin, l'alcool ne serait qu'une cause secondaire de paralysie générale, et ne ferait que mettre en activité un terrain préparé par une prédisposition.

Les observations cliniques nous diront ce que nous devons penser de ces différentes manières de voir et nous fixeront sur le rôle de l'alcoolisme dans le développement de la paralysie générale.

Mais, avant cela, il est des recherches expérimentales qui portent déjà à penser que l'alcoolisme peut réellement produire la paralysie générale.

Ces recherches sont celles que nous avons faites en collaboration avec le professeur Combemale et que nous avons communiquées à l'Académie des sciences, le 12 mars 1888.

I.

EXPÉRIMENTATION.

Pendant de longs mois, nous avons intoxiqué des chiens, par l'alcool, en nous plaçant dans les conditions suivantes :

1° Nous avons choisi, comme sujets d'expériences, des chiens jeunes, robustes, intelligents, sans tare aucune ;

2° L'alcool (calculé toujours absolu) était étendu dans environ dix fois son poids d'eau et introduit deux fois par jour dans l'estomac, à l'aide de la sonde œsophagienne ;

3° Les doses, d'abord faibles, ont été progressivement augmentées et portées exceptionnellement et passagérement jusqu'à 8 gram. et 10 gram. par kilogramme du poids du corps. La dose moyenne a été de 5 à 6 gram. par vingt-quatre heures ;

4° Pour séparer les troubles dus à l'intoxication chronique des troubles appartenant à l'ivresse qui suivait chaque prise, nous laissions, de temps à autre, reposer les animaux pendant plusieurs jours.

Ces points établis, voici ce que nous avons observé :

Du troisième au quatrième mois, les doses étant de 5 gram. à 6 gram., se produisent des modifications du caractère : l'animal devient méchant, ou, au contraire et le plus souvent, est timide et craintif. Puis, bientôt après, apparaissent des accès de peur, liés intimement à des perversions de l'ouïe ou de la vue, ou de ces deux sens à la fois ; le moindre bruit impressionne l'animal, et, à certains moments, sans qu'aucun bruit extérieur existe, on le voit dresser l'oreille et prêter l'attention, à la manière de l'halluciné de l'ouïe ; ou bien, il voit des objets imaginaires et fait, avec sa patte, le mouvement d'écarter quelque chose qui passerait devant ses yeux. Effrayé de tout, même de son ombre, il court se cacher dans un coin, n'est pas offensif. A ce moment, existe une excitabilité musculaire et tendineuse très marquée, et l'on constate parfois de l'abrutissement et de la lourdeur dans le saut, et même dans la marche.

Du cinquième au septième mois, les perversions sensorielles se généralisent et atteignent l'odorat et la sensibilité générale ; l'animal flaire de tous côtés et souvent son anus, comme s'il ressentait dans cette région quelque sensation anormale. L'apeurement est considérable, l'abrutissement augmente, et, comme le dément, le chien ramasse avec la patte et la gueule tout ce qu'il rencontre ; aussi trouve-t-on à l'autopsie, dans l'estomac, des débris de cuir, de la paille, des écorces d'arbre, des chiffons, etc. La paralysie se prononce : l'animal a quelque difficulté à soulever son arrière-train pour monter un escalier ; il ne peut plus sauter, fléchit sur ses pattes antérieures. Dans un cas, nous avons constaté une chute de la paupière supérieure qui a duré un mois environ. Avec ces troubles paralytiques coexiste de l'ataxie des mouvements : le chien déjette brusquement ses membres en dehors ; si on le fait courir après un objet, il dépasse le but, et, lorsqu'il se retourne, on aperçoit nettement les mouvements ataxiques.

Parmi les symptômes que nous venons d'indiquer, les uns, l'affaiblissement de l'intelligence et les troubles musculaires, sont persistants et s'aggravent progressivement ; les autres, les perversions sensorielles et l'apeurement, ne sont pas continus et reviennent par accès d'une durée de cinq à six jours, puis disparaissent, quoiqu'on n'interrompe pas l'administration de l'alcool. Toutefois, l'animal reste toujours craintif.

Parmi les troubles paralytiques, il en est qui ne sont pas persistants ; ce sont ceux qui indiqueraient une lésion localisée : ainsi la chute de la paupière supérieure n'a duré qu'un mois.

Du septième au dixième mois, mêmes accès de peur et mêmes perversions que précédemment, accentuation de la démence ; les troubles ataxiques et paralytiques deviennent plus intenses et se généralisent à tous les membres ; parfois même, les muscles de la tête sont animés de secousses.

Les pupilles, dilatées dès les premiers temps, ont toujours été

égales. L'excitabilité musculaire et tendineuse est extrême. A ce
moment aussi, apparaissent des vertiges et des attaques épileptiformes provoquées par les prises d'alcool. Ainsi, un chien se
dirige vers un baquet d'eau, lorsque tout à coup il tourne plusieurs fois sur lui-même, oublie son besoin de boire, revient
égaré sur ses pas et, quelques minutes après, retourne boire ; un
autre a des attaques épileptiformes généralisées.

Nos chiens ont succombé, pour la plupart, à des accidents
aigus ; l'un d'eux, cependant, a succombé, de la manière suivante,
aux progrès de l'intoxication chronique. En même temps qu'existaient des hallucinations et de l'apeurement, on constatait de
l'ataxie de tous les mouvements et des tremblements fibrillaires
de tous les muscles en repos ou en activité ; l'animal est haletant,
et bientôt ne peut plus marcher. Couché sur le ventre, les quatre
membres étendus et contracturés, s'il essaye de se relever, il le
fait par bonds, sautant à la manière d'une grenouille et retombe
lourdement sur le sol ; ces mouvements tiennent de l'ataxie et
de la paralysie. Puis, les secousses convulsives deviennent
continues dans tous les membres. Enfin, arrive une première
attaque épileptiforme avec cris, convulsions toniques et cloni-
ques, écume à la bouche, trois autres attaques suivent et emportent l'animal.

A l'autopsie, lorsque l'intoxication est moins avancée, au
septième mois par exemple, ce qui frappe particulièrement, ce
sont : une violente congestion active des méninges, des dilatations vasculaires anciennes avec ramollissement parfois de la
substance blanche du cerveau et de la substance grise de la
moelle épinière, quelques étoiles blanchâtres sur les vaisseaux de
la pie-mère, le long de la scissure interhémisphérique avec un peu
de happement de cette membrane au niveau de ces points. A une
période plus avancée, au onzième mois, les dilatations vasculaires
et la congestion existent comme précédemment, mais l'inflammation de la pie-mère est plus nette et plus diffuse ; nous l'avons
trouvée dans un cas le long du sillon de Rolando, au niveau des
pariétales, des sphénoïdales, sur la scissure sylvienne ; les adhé-

rences avec la substance grise sont plus profondes que précédemment ; en outre, la dure-mère est épaissie en certains points.

En résumé, l'intoxication chronique par l'alcool donne lieu, chez le chien, à des poussées délirantes, caractérisées plus particulièrement par des idées de peur, avec hallucinations pouvant porter sur divers sens. A ces symptômes, qui marquent géné·ralement le début de troubles psychiques, s'ajoutent bientôt de l'affaiblissement intellectuel et des troubles musculaires d'ordre ataxique et paralytique, qui débutent par l'arrière-train, ou mieux peut-être qui ont leur maximum au début dans cette région, et qui se généralisent rapidement comme dans la paralysie générale. A ces troubles, s'ajoutent des secousses convulsives, des vertiges, des attaques convulsives, qui peuvent emporter l'animal.

N'y a-t-il pas une ressemblance considérable entre ces manifestations symptomatiques et celles que nous rencontrons chez le paralytique général?

On verra même, lorsque tout à l'heure nous étudierons la paralysie générale alcoolique chez l'homme, le tableau de cette para·lysie être, dans certains cas, superposable à celui que nous donne l'expérimentation.

Et l'anatomie pathologique, confirmant les enseignements de la clinique, nous montre, à l'autopsie des animaux, des lésions semblables à celles qu'on rencontre dans la paralysie générale : congestion cérébrale avec dilatations vasculaires, inflammation diffuse de la pie-mère, adhérences entre cette pie-mère et la substance grise, épaississement de la dure-mère.

L'examen histologique apporte enfin une dernière preuve.

L'examen de la moëlle d'un de nos chiens nous a montré une inflammation des vaisseaux avec hypertrophie des parois, une hyperplasie considérable de la névroglie au niveau du fais·ceau pyramidal croisé et de la zone radiculaire antérieure et un commencement de dégénérescence des tubes nerveux en cette région.

De par l'expérimentation, nous sommes donc amenés à penser que réellement l'alcoolisme chronique peut produire la paralysie générale.

Voyons si la clinique confirme cette manière de voir.

II.

CLINIQUE.

La clinique nous montre d'abord la fréquence de l'alcoolisme
chez les paralytiques généraux. Nous le retrouvons 84 fois chez
nos 174 malades, c'est-à-dire dans 48 % des cas, à peu près
une fois sur deux malades. Et, sous ce nom d'alcoolisme, nous
entendons évidemment l'alcoolisme chronique et non pas quelques excès passagers de boisson, ou bien encore ces impulsions
à boire qui sont souvent un des symptômes de début de la paralysie générale. Cette intoxication est plus ou moins profonde
suivant les sujets, mais ceux-ci sont toujours des individus qui
boivent depuis longtemps.

Cette proportion si considérable d'alcooliques porte déjà à croire
que l'alcoolisme doit avoir quelque importance dans la réalisation
de la paralysie générale. Mais, de là à conclure qu'il peut, par
lui-même produire cette dernière maladie, il y a loin. En effet, il
est rare de rencontrer l'alcoolisme seul dans les antécédents de
nos malades ; il est le plus souvent combiné avec d'autres causes.

Nous retrouvons seulement 16 fois l'alcoolisme personnel
comme seule cause susceptible d'expliquer le développement de
la paralysie générale.

Dans les 67 autres cas, il est combiné soit avec l'hérédité
cérébrale, soit avec l'hérédité arthritique, soit avec la syphilis,
soit avec des excès de tout genre, avec des maladies infectieuses, enfin, des causes diverses, héréditaires ou acquises, ainsi
que l'indique le tableau suivant. Toutes ces causes, d'aucuns les
regardent comme capables de faire la paralysie générale, et il en
est certaines, dont nous-mêmes avons déjà mis précédemment
en relief l'importance pathogénique.

Tableau IV.

Alcoolisme combiné avec :

Arthritisme	3	fois
— et tabagisme	1	»
— et syphilis	4	»
— et hérédité cérébrale	2	»
— hérédité cérébrale et fièvre typhoïde.	1	»
— hérédité cérébrale, hérédité nerveuse, syphilis	1	»
— hérédité cérébrale, excès génésiques.	1	»
— hérédité alcoolique	1	»
— hérédité alcoolique, excès génésiques.	1	»
— hérédité tuberculeuse, traumatisme .	1	»
— hérédité vésanique	1	»
— hérédité vésanique, syphilis	1	»
Hérédité cérébrale et hérédité alcoolique	2	»
— cérébrale, hérédité alcoolique, syphilis.	1	»
— cérébrale, hérédité mentale, syphilis ...	1	»
— cérébrale pure	4	»
— cérébrale, syphilis	1	»
— cérébrale, excès de travail intellectuel..	1	»
— cérébrale, excès génésiques	1	»
— cérébrale, traumatisme	1	»
Hérédité alcoolique, hérédité mentale	2	»
— alcoolique, hérédité mentale et syphilis.	1	»
— alcoolique simple,	6	»
— alcoolique et traumatisme	2	»
— alcoolique et syphilis	2	»
— tuberculeuse	1	»
— tuberculeuse et mentale	1	»
— tuberculeuse, excès génésiques	1	»
— tuberculeuse, excès de tout genre	1	»
— tuberculeuse et traumatisme	1	»
— tuberculeuse et syphilis	1	»
— mentale	2	»
— mentale, excès vénériens	1	»
— mentale, tuberculeuse personnelle	1	»
— mentale, fièvre typhoïde, fièvre d'Afrique	1	»
Syphilis	4	»
Syphilis ? excès génésiques	1	»
Traumatisme	2	»
Traumatisme et tabac	1	»
Excès de tout genre	2	»
Excès génésiques et intellectuels	1	»
Fatigue intellectuelle	1	»
Paludisme	1	»

Pour juger donc la question de savoir si l'alcool peut produire par lui seul la paralysie générale, nous n'avons que seize observations. Mais elles sont suffisantes, tant sont précises les conclusions qui se dégagent de leur étude.

Toutefois, avant d'aborder cette étude, il est une question qui doit nous arrêter et être résolue primordialement. C'est celle de la *fausse paralysie générale alcoolique*. On pourrait, en effet, nous objecter que ce que nous appelons paralysie générale n'est autre que ce qu'on désigne sous le nom de *pseudo-paralysie générale*.

FAUSSE PARALYSIE GÉNÉRALE ALCOOLIQUE. — Que désigne-t-on sous ce nom ?

Deux choses différentes, ce nous semble :

1° Une folie alcoolique dont la symptomatologie revêt l'apparence de la paralysie générale ;

2° Une aliénation mentale organique simulant pendant la vie la physionomie clinique de la paralysie générale, mais n'offrant pas, à l'autopsie, les lésions ordinaires de cette maladie.

1° Une folie alcoolique dont la symptomatologie revêt l'apparence de la paralysie générale.

Il entre parfois dans nos asiles des alcooliques qui ont tellement les allures des paralytiques généraux que le diagnostic peut rester pendant quelque temps en suspens. Mais bientôt, au bout de quelques jours, cet appareil symptomatique, en apparence si grave, disparaît, et tout rentre dans l'ordre. Dans ces cas, l'imprégnation alcoolique a suffi pour produire tout le cortège symptomatique, qui disparaît lorsque l'alcool est éliminé.

L'observation suivante est un exemple de ce genre de folie.

OBSERVATION XXII.

Bri..., est un homme âgé de 26 ans. Les renseignements sur l'hérédité sont négatifs pour toute diathèse, tout alcoolisme, toute syphilis, mais on signale que le père et la sœur du malade ont des tremblements des extrémités supérieures.

Pas de convulsions. Intelligent, bon ouvrier, a fait son service militaire quoiqu'ayant quelques tremblements des extrémités supérieures, caractère bon mais vif, très irritable depuis quelque temps, sens moral diminué.

Depuis l'âge de 14 ans, boit et court les femmes. Il n'a jamais eu de syphilis.

Revenant de son service militaire, il a exagéré considérablement ses excès de boissons, et, depuis un an, il buvait chaque jour au moins un litre d'absinthe ou de picon et deux litres de vin. Ces excès ont amené des attaques à forme épileptique dans les mois qui ont précédé son entrée à l'Asile et des accès de *delirium tremens* avec les hallucinations caractéristiques (zoopsie) et une irritabilité poussée très loin.

L'agitation devenant continue, on est obligé de l'amener dans notre service.

Là, examiné dès son entrée, nous résumions, dans le certificat suivant, les principaux symptômes présentés par Bri..., et indiquions notre hésitation sur la question de savoir si, dans ce cas, il y avait lésion cérébrale ou bien si nous étions en présence de la simple imprégnation de la cellule par l'alcool.

« Est atteint d'une aliénation mentale qui se traduit :

» 1° Par de l'agitation, des hallucinations très nettes de la vue, de l'ouïe et de la sensibilité générale et des idées de persécution ; par des idées de richesse (il distribue des millions) et par quelques idées de grandeur ; par un état d'embrouillement intellectuel très marqué, qui fait vivre cet homme dans un monde purement imaginaire et qui fait se demander s'il n'existe pas un affaiblissement radical de l'intelligence ;

» 2° Par des troubles dans l'articulation des mots (nasonnement, bredouillement), par des troubles musculaires généralisés (tremblements, impossibilité de se tenir sur une jambe, quelques mouvements ataxiformes et enraidissement musculaire).

» L'alcoolisme est le facteur essentiel de ces différentes manifestations. A-t-il déjà produit des lésions organiques, ou bien sommes-nous en présence d'une fausse paralysie générale ? C'est ce que l'avenir pourra seul nous indiquer. Toutefois, certaines manifestations nous feraient plutôt pencher vers cette dernière interprétation ».

Cet avenir ne fut pas long. Au bout de trois ou quatre jours, l'agitation, les hallucinations, disparaissent, et cet homme reprenait son état de calme. D'abord embrouillé, il ne pouvait se rendre compte de ce qu'il avait eu, puis, deux ou trois jours plus tard, il nous le racontait.

Il voyait des régiments, des officiers, pansait des chevaux, montait à cheval, commandait et revivait complètement sa vie du régiment.

Il voyait aussi des choses de son métier de sellier, garnissait un landau et se disputait avec un autre ouvrier.

Il ne voyait pas d'animaux, mais croyait qu'il y en avait dans ses draps et sous son lit. Des fils électriques l'entortillaient, et, tout à coup, ils se transformaient en bouquets d'où sortaient des lilas. Il entendait des voix qui lui faisaient peur, avait de mauvaises odeurs et craignait d'être empoisonné. Il s'imaginait en outre être riche.

L'amélioration se poursuivit sans rechute, et, quinze jours après, notre certificat était ainsi conçu : « Atteint de folie alcoolique à forme de paralysie générale: est revenu complètement à la raison ». Cet homme sortait de l'Asile quelques jours plus tard.

Ce sont surtout certains dégénérés qui réalisent semblable folie.

2° Une aliénation mentale organique revêtant pendant la vie la physionomie clinique de la paralysie générale, mais n'offrant pas, à l'autopsie, les lésions de cette maladie.

Camuset a étudié ce groupe clinique. « Aujourd'hui, dit-il, on s'accorde généralement à reconnaître que l'alcoolisme chronique peut, à un certain moment de son évolution, s'identifier complètement quant, à ses symptômes, avec la paralysie générale. La symptomatologie physique et psychique des deux maladies est alors la même, et le diagnostic, en l'absence des commémoratifs, est impossible. La marche ultérieure de l'affection ne vient même pas toujours résoudre la question, et, quand la mort survient, ce n'est parfois qu'à l'amphithéâtre qu'on en reconnaît la cause véritable. Ce sont ces cas exceptionnels d'alcoolisme chronique qu'on a désignés sous le nom de pseudo-paralysie générale alcoolique.

Dans les cas de cet ordre, il n'y a pas d'adhérence entre la pie-mère et la substance grise sous-jacente. Ce qu'on constate, c'est un épaississement des méninges et un durcissement de la pulpe cérébrale avec atrophie et ratatinement du cerveau dont la substance corticale est d'une teinte brun foncé.

Cette substance corticale examinée au microscope montre, à l'inverse de ce qui se passe dans la paralysie générale, peu de prolifération névroglique, une moindre quantité de cellules nerveuses en voie de dégénérescence et des granulations granulo-graisseuses des parois vasculaires au lieu de l'épaississement qu'on constate chez les paralytiques (*Annales médico-psychologiques*, 1883. Tom. X, pag. 201). »

Nous ne discutons pas, nous nous contentons de rapporter et de fixer ainsi ce qu'on désigne sous le nom de pseudo-paralysie générale.

Cette dernière nous étant connue, nous pouvons maintenant aborder l'étude de nos observations.

Observation XXIII.

Rich... Fran..., 48 ans. Pas d'hérédité. Intelligent, bon ouvrier, économe et doux, pas de maladies physiques, pas de syphilis. Excès alcooliques considérables et, en outre, exposé aux vapeurs alcooliques par suite de son métier de soutireur de vins.

L'alcoolisme est la seule cause qu'on puisse invoquer pour expliquer l'apparition de la paralysie générale.

A 43 ans, vertige apoplectique suivi d'un égarement d'une heure.

A 46 ans, nouveau vertige.

A 47 ans 3 mois, violent coup sur la tête avec étourdissement et chute, mais sans troubles consécutifs.

A 47 ans 1/2, trois ou quatre attaques la nuit avec paralysie et délire consécutifs. Divague, saute, court la nuit. Idées de grandeurs et de richesse. Violence, brutalité.

Entre à l'Asile avec le diagnostic de démence paralytique de nature très probablement alcoolique. Pas d'idées délirantes bien marquées, mais idées de grandeur facilement provoquées. Ignore où il est et depuis quand. Regard atone. Arborisation des pommettes, yeux battus. Anonnement, nasonnement et paroles saccadées ; déviation de la langue du côté droit et tremblements vermiculaires. Pupille gauche dilatée. Chute de la paupière supérieure gauche. Affaissement de la face du côté gauche, entraînement de la commissure labiale à droite. Pas de tremblements des doigts étendus. Serre par secousses. Marche lourde. Sensibilité conservée. Hyperexcitabilité musculaire considérable. Excitabilité tendineuse. Contraction musculaire au moindre choc. Au repos, mouvements vermiculaires des muscles de la cuisse rompant l'immobilité du membre. Mouvements volontaires brusques et, pendant la contraction, frémissements résultant de contractions intempestives insuffisantes pour dévier le membre de la direction voulue et perceptibles à la main. Après un mouvement voulu, le membre, la jambe par exemple, ne revient pas à l'immobilité immédiate, mais de par ces contractions intempestives continue à s'agiter dans un petit espace. Les différents organes sont normaux. Indiscipliné, veut s'en aller. Irritable et méchant. Mouille, salit sous lui. A des accès d'agitation pendant la nuit, tripote, va d'un lit à l'autre,

Quinze jours après, l'intelligence est profondément atteinte. S'imagine être chez lui, arroser son jardin, cultiver ses légumes, être ici depuis deux jours. Il ne sait pas la date et ignore le nom de sa femme. Les idées délirantes prédominantes sont les idées de richesse. Reste toujours menaçant et fait appel aux gendarmes.

Augmentation progressive des troubles paralytiques et, huit mois après son entrée, succombe à des attaques épileptiformes répétées.

A l'autopsie. — Dure-mère légèrement épaissie partout avec congestion.

Adhérences entre la dure-mère et la pie-mère tout le long de la faulx du cerveau. Aspect colloïde de la pie-mère à la convexité.

Trainées laiteuses le long de la scissure de Sylvius. Congestions actives et passives très marquées. Adhérences généralisées entre la pie-mère et le cerveau, mais surtout marquées au niveau des lobes frontaux et pariétaux, les circonvolutions occipitales étant presque indemnes. Dilatation ventriculaire sans dépoli des parois ; à la coupe, diminution d'épaisseur de substance grise. Les deux substances ont un aspect rougeâtre.

OBSERVATION XXIV.

Guir... J..., 43 ans, cordonnier.
Hérédité négative. Père mort à 70 ans.
Mère morte à 90 ans, à la suite d'une fracture

Prédisposition. — Peu instruit. Bon caractère. Depuis quelque temps, sensibilité anormale, pleure à toute admonestation de sa femme.

Causes. — Pas d'autres causes que les excès considérables de boisson, surtout d'absinthe, depuis l'âge de 16 ans. Sa femme dit qu'en fait d'excès de boisson on n'en fera jamais autant lui.

A 41 ans et demi, congestion cérébrale avec paralysie durant deux heures au plus.

Quatre congestions semblables dans l'espace de 18 mois.

A 42 ans 18 mois, bégaiement et à 43 ans, accès de folie furieuse, casse et brise tout, frappe sa femme, veut contraindre un passant à lui donner sa montre. A des hallucinations de la vue durant lesquelles voit ses parents morts et qui lui parlent. Est riche à millions, a des chevaux, des diamants, a gagné l'Europe, etc...

Entre à l'Asile quinze jours après le début de la maladie. On porte le diagnostic suivant : idées de grandeur, démence, troubles paralytiques généralisés paraissant se rattacher à une lésion organique du cerveau, à la réalisation de laquelle l'alcoolisme semble avoir joué le rôle capital.

L'intelligence est atteinte, ne se rend pas compte du milieu où il se trouve. Bégaiement, nasonnement, psalmodiement. Tremblotement des lèvres. Écartement de la base de sustentation, oscille sur lui-même. Le moindre choc le fait tomber, défaut d'équilibre. Légère prédominance de la paralysie à droite, sensibilité conservée. Légère hyperesthésie. Hyperexcitabilité musculaire très marquée. Pas de réflexes rotuliens. Les différents organes sont normaux.

Pendant deux ans, l'état se maintient à peu près tel avec quelques poussées d'agitation à certains moments et légère aggravation de la démence et des troubles paralytiques, et la maladie suit une marche progressive très lente. Cette maladie offrait ceci de particulier dans son expression :

1° Irritabilité et méchanceté tenant : a) aux idées de grandeur. Tout ce qu'il voyait lui appartenait, si on lui résistait, il frappait. b) Irritabilité réelle, frappe à la moindre contrariété.

2° Troubles dans l'articulation des mots dans lesquels l'ataxie joue un aussi grand rôle que la paralysie.

3° Enraidissement dans les muscles et tremblements.

4° Accès d'agitation fréquents surtout pendant la nuit.

Vingt-cinq mois après son entrée, on s'aperçoit qu'il a des vertiges, pendant lesquels il tombe sur le côté gauche et ne cesse de crier.

A certains moments, semble-t-il, ces vertiges ont quelque chose de procursif. Le malade se met à courir, continuant à crier et à parler, et on a le temps de l'arrêter et de l'asseoir.

Les vertiges étaient fréquents, revenaient à peu près tous les soirs. Il eut, en outre, deux fortes attaques avec paralysie du côté droit.

Il a succombé à une pneumonie suppurée et à un anévrisme de l'aorte 30 mois après l'entrée; le marasme paralytique était très marqué à ce moment.

OBSERVATION XXV.

Delb..., 34 ans, marchand ambulant. Pas d'hérédité. Intelligent. Caractère vif, gai. Pas d'autre cause que l'alcoolisme. Excès alcooliques considérables remontant à l'âge de 19 ans au moins. Buvait de l'absinthe avec frénésie. Modification considérable du caractère : irritabilité, violence envers les siens, envers les voisins, jalousie très marquée.

A l'âge de 28 ans, à la suite d'une émotion morale, vertige épileptiforme. Depuis lors, fréquents vertiges et accès de *delirium tremens*.

A 32 ans, accès de *delirium tremens* qui nécessite son admission à l'Hôpital-Général, où il reste pendant huit jours. Pendant cet accès, attaque de paralysie; depuis lors, les médecins consultés le considèrent comme atteint de paralysie générale.

A 34 ans, attaque apoplectiforme avec paralysie de la langue et hémiplégie droite. Dès le surlendemain, idées de grandeur : il attend un héritage, fait des achats, est satisfait de sa fortune en pensant qu'il pourra faire la noce.

Entre à l'Asile douze jours après avec diagnostic de : «Embrouillement intellectuel, idées de grandeur; troubles moteurs généralisés, à prédominance du côté droit. Ces différentes manifestations, qui reconnaissent l'alcoolisme comme cause, sont sous la dépendance de lésions organiques du cerveau ».

Le certificat de quinzaine porte: «Paralysie générale alcoolique».

Idées de grandeur relativement faibles. Démence très profonde. Souvent ne répond pas aux questions qu'on lui pose. Répète seulement un des mots qu'il a entendus. Troubles dans l'articulation

des mots. Ataxie et tremblements de la langue et des lèvres. Tremblements verticaux des extrémités à grande envergure. Pupilles
égales. Affaissement des traits de la face. Diminution de la force.
Pesanteur et raideur de la marche. La raideur s'accompagne d'une
légère ataxie, et, dans le mouvement de se retourner, la jambe gauche est déjetée en dehors. Les mouvements ataxiques sont très nets.
Lorsque, assis, il place ses jambes sur une chaise, les mouvements
dépassent le but et le mouvement terminal est toujours frappé.
Raideur des muscles. Sensibilité conservée. Excitabilité musculaire
exagérée.

Rien à l'auscultation. Pendant deux mois et demi, les troubles
précédents persistent. Au bout de ce temps, une légère amélioration
se produit, les idées de grandeur disparaissent, l'intelligence
semble revenir un peu. Il se rend compte jusqu'à un certain point
de son état, mais il est toute une période de sa vie qui semble lui
échapper ; il ne se souvient plus d'avoir été marchand ambulant,
métier qu'il a exercé pendant plusieurs années et ne parle que de
son service comme accrocheur à la gare. Ignore la date et se perd
dans les choses les plus simples. Les troubles paralytiques restent
les mêmes que précédemment.

Trois mois et demi après son entrée, voici ce que nous notons :
disparition des idées de grandeur, est calme, obéissant, encore un
peu surexcité, répond avec volubilité, mais dès qu'on l'interroge
sur les mois ou l'année dans lesquels nous sommes, il s'embrouille.
L'intelligence reste un peu affaiblie dans son fonds. Il dit n'avoir
jamais été et n'être pas malade, sait les métiers qu'il a faits. Dans
l'attitude générale, affaissement du corps; dans la marche, raideur
et pesanteur. Les mouvements ataxiques sont les mêmes que lors
de notre premier examen. Claquement du second bruit à la base.

L'amélioration se continue dans les mois suivants, et, sept mois
après son entrée, cet homme sort sur la demande de sa famille,
avec un certificat ainsi conçu : « Une amélioration notable s'est
produite dans l'état de M. Delb... qui, en ce moment, est calme
et sans délire. Malheureusement, le cerveau de cet homme reste
toujours profondément atteint. Cette atteinte se traduit par un
certain degré d'affaiblissement intellectuel, des troubles paralytitiques surtout marqués du côté de l'articulation des mots ».

Observation XXVI.

Bel..., 44 ans. Pas d'hérédité. Intelligent. Caractère vif, violent à la moindre contrariété. Absinthique et quelques excès de femme. Pas de syphilis. Pas de maladies.

A 32 ans, violentes névralgies frontales, douleurs très vives dans le pied droit remontant jusqu'à mi-cuisse sous forme d'éclairs. Ces douleurs venaient principalement le matin, duraient très longtemps et le faisaient se tordre et crier ; d'autres fois, elles se produisaient brusquement, lui arrachaient des cris, disparaissaient brusquement, pour le reprendre quelques minutes après.

A 37 ans, devient sombre, dur d'oreille, frappe du talon en marchant, se sent très fatigué à certains moments.

A 40 ans, crises gastriques, crampes d'estomac avec vomissements, diminution de l'appétit et tremblements des mains qui lui font dire : « Je suis très nerveux ; ce sont les nerfs qui font cela ».

A partir de ce moment, devient plus sombre, les douleurs sont plus fréquentes, reste volontiers assis sur une chaise, et, si on lui dit : Que fais-tu là ? Il répond : « Je ne sais pas, j'ai ma tête malade ».

A 43 ans, se plaint qu'on lui a empoisonné une chienne, parle beaucoup, change à tout instant de sujet et, sans savoir ce qu'il dit, se mêle à toute conversation. Dans une discussion au jeu, se met en colère, tout à coup crie : « Mon Dieu ! mon Dieu ! Je vais tomber ! Relevez-moi ! » Pas de perte de connaissance, mais paralysie du bras et de la face droite. Langue déviée du côté paralysé, demeure deux jours sans parler et, pendant assez longtemps, bredouille. Au bout de cinq à six jours, marche en penchant à droite. Le bras demeure un peu plus longtemps paralysé que la langue, et il conserve dans ce bras une gêne avec douleur lorsqu'il le meut. En même temps, devient plus sombre, plus acariâtre, perd complètement la mémoire, qui ne revient qu'au bout d'un mois et demi. Pleure sans motif, a la vue trouble, devient complètement sourd avec bruissements, piaulements, roulements qui lui font dire qu'il a toutes les orgues dans la tête.

A 43 ans 1/2, deuxième attaque avec chute lente en s'inclinant sur le côté gauche. Dès ce moment, hallucinations de la vue et de l'ouïe. Voit et entend des voleurs qu'il veut attraper, court vers la fenêtre, sous son lit. Il a des milliards. Il lui tombe un gros héritage, aura un grand établissement, se plaint des jambes.

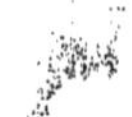

Il reste ainsi un mois, alors la mémoire devient plus atteinte, pleure, rit sans motif, a des accès de méchanceté.

A 43 ans 10 mois, troisième attaque, avec perte de la parole et dépression, suivie d'un violent accès d'agitation avec hallucinations de la vue et de l'ouïe, refuse de manger, on veut le tuer, veut s'en aller, menace de tuer son fils, qui lui a fait des sottises, se lève dans la nuit, se plaint beaucoup de la tête. La surdité est absolue.

A 44 ans, entre à l'Asile avec le diagnostic : paralysie générale alcoolique. La surdité empêche de communiquer avec lui.

Ne sait où il est, erre dans la cour, s'assied ou dort une partie de la journée, répète qu'il a une névralgie, ne se rappelle de rien. Chaque jour, il faut lui désigner la table où il doit manger, urine là où il se trouve. Langue tremblote avec pointe légèrement déviée à droite. Pupille gauche plus dilatée que sa congénère. Marche lente, traîne un peu sur la jambe gauche.

Force musculaire assez bien conservée. Sensibilité conservée. Hyperexcitabilité musculaire et tendineuse ; la moindre percussion fait réagir le muscle. Pouls petit, dépressible. Bruits du cœur asynergiques, avec léger bruit de souffle au deuxième temps. Rien à la poitrine.

Foie légèrement abaissé.

Systèmes musculaire et osseux bien développés.

Agitation, va à chaque instant à la porte de sortie du quartier, égarement, insomnie, ne se rappelle pas le jour de son entrée. Au bout de huit jours, croit qu'il est là depuis une demi-heure, deux heures au plus.

Il faut l'habiller comme un enfant.

Trois mois après l'entrée, malaise, la maladie fait des progrès, il tombe facilement ; même état d'agitation et d'égarement, revenant surtout par intervalles, déchire ses oreillers, ses draps. Othématome. Par périodes, pleurnichements avec apeurement, crie au secours, appelle sa femme, sa mère, se plaint de douleurs.

Huit mois et demi après l'entrée, violente attaque avec perte de connaissance et mort moins de vingt-quatre heures après.

Observation XXVII.

Barr..., 42 ans, roulier, entré à l'Asile le 29 juin 1893.

Antécédents héréditaires. — Négatifs, sauf maladie cardiaque chez le père et cousin germain, fils du frère de son père, aliéné (maniaque congestif).

Prédisposition. — Négative.

Causes. — Alcoolisme, cinq sous de tabac par jour.

Début par dépression intellectuelle, se croit perdu, se sent fatigué, perd la mémoire. Cette faiblesse augmente à tel point qu'il ne peut pas marcher. Présente ensuite de la surexcitation, des idées de grandeur qui disparaissent. Cet état dure ainsi deux à trois ans, puis, au bout de ce temps, il devient triste, et brusquement éclatent des idées très nettes de richesse et de grandeur. Etat parétique du côté droit. Tremblements de la langue.

Entre à l'Asile ; au bout d'une dizaine de jours, le délire disparaît complètement. Le malade se rend compte qu'il a été aliéné, seulement la mémoire reste atteinte. La langue tremble. Les extrémités étendues tremblent encore, et la pupille droite réagit moins à la lumière que la gauche.

C'est dans cet état de rémission qu'il sort.

Il reste deux mois dehors ; mais, ayant recommencé à courir les cafés et à fumer, au bout de quelques jours, son caractère change, devient jaloux de sa femme, fait des achats, a des projets grandioses ; puis, l'agitation apparaît, il casse, brise, menace jour et nuit, est excité génésiquement, et les idées de grandeur se précisent davantage.

Il est ramené à l'Asile le 30 nov. 1893. Il est Carnot, Guillaume, tout lui appartient. Il a des milliards, des trilliards. Est Jésus-Christ. A des hallucinations de la vue, voit des chats, des chameaux, des loups, voit des flammes, craint qu'on l'empoisonne. Tremblements des extrémités étendues. Pupille droite plus dilatée que la gauche. Affaissement général des traits ; ânonnement, bredouillement prédominant. Troubles parétiques de la marche, se produisant nettement au moment où il se retourne ; raideur dans la jambe droite ; hyperesthésie au niveau des jambes. Exagération des réflexes.

Donc, 1° Début par idées de tristesse, puis surviennent des idées de grandeur ;

2° État : délire de grandeur. Troubles paralytiques des jambes ;

3° Rémission de deux mois ;

4° Délire de grandeur, hallucinations, troubles parétiques généralisés (langue, extrémités, etc.).

Trois mois après, il est dans le même état ; puis, aggravation considérable ; paralysie plus marquée, délire plus intense, démence, agitation considérable ; il ramasse tout ce qu'il trouve pour faire des cigarettes, va jusqu'à mouiller la literie. La nuit ne dort pas (février 1894).

Mars, avril, mai 1894. Atténuation dans l'agitation, qui revient seulement par accès, surtout dans le courant de la nuit. Les autres troubles restent les mêmes, sauf la démence, qui est moins marquée que précédemment.

Pendant juin et juillet, le même état persiste, mais il reste, d'une manière générale, indiscipliné, voleur, et a un besoin de fumer qui lui fait ramasser toutes les feuilles qu'il rencontre èt fouiller les poches des autres malades, ce qui est le point de départ de querelles et de coups.

A partir du mois d'octobre, le calme se produit et s'accentue assez vite. L'intelligence, tout en restant atteinte dans son fond, reprend une notable tonicité, et la paralysie elle-même s'atténue. Au mois de mai 1895, le délire avait totalement disparu.

Barr... se moque lui-même de ses idées délirantes, mais l'intelligence reste atteinte, la mémoire des choses est diminuée, et des troubles paralytiques très nets existent encore du côté de l'articulation des mots et du côté droit du corps.

Pendant un an, l'amélioration ne fait que se confirmer. Les troubles parétiques s'atténuent encore tout en restant nets, du côté de l'articulation des mots, et, en février 1896, on ne constate plus que quelques troubles peu marqués dans l'articulation des mots et une légère démence.

C'est dans cet état que Barr... est sorti, les renseignements que nous avons pu avoir sur lui nous apprennent que cet état se maintient. Barr... a repris ses occupations, et, pour tout le monde, il passe pour complètement guéri.

Toutes nos observations de paralysie générale dans lesquelles l'alcoolisme est la seule cause qu'on puisse invoquer, ressemblent plus ou moins à celles que nous venons de relater. Il est donc inutile d'en rapporter un plus grand nombre.

Une première question se pose à l'égard de ces observations.

Sont-elles bien des observations de paralysie générale ? Ne seraient-elle pas des observations de pseudo-paralysie générale ?

En tout cas, leur durée, leur terminaison, qui est souvent la mort, éloigne l'idée d'y voir une folie alcoolique à forme de paralysie générale.

Mais ne seraient-elles pas des pseudo paralysies générales telles que les comprend Camuset ?

Ici, les autopsies répondent très nettement. Ainsi, si on se reporte à l'observation de Rich..., (obs. xxiii) les lésions constatées sont, sans conteste, celles de la paralysie générale ordinaire.

Il en est de même de celles qu'on rencontre chez d'autres paralytiques généraux alcooliques dont nous n'avons pas rappelé l'histoire, mais dont voici le résumé de l'autopsie.

Autopsie. — Mil... Pier... Adhérences de la dure-mère et de la voûte crânienne en certains points. Traînées blanches le long des vaisseaux de la pie-mère au niveau des régions frontales et pariétales. Suffusions hémorrhagiques le long des deux lèvres de la scissure interhémisphérique. Epaississement de la pie-mère à la base depuis le chiasma jusqu'à la protubérance.

Adhérences pie-mériennes et cérébrales avec les lobes frontaux et pariétaux des deux côtés.

Piqueté hémorrhagique de la substance blanche et de la capsule interne.

Dilatation ventriculaire. Quelques plaques athéromateuses des vaisseaux.

Autopsie. — Crouz... Pas d'épaississement de la dure-mère. Vaste épanchement sanguin des cavités arachnoïdiennes avec fausses membranes rouges sur les deux hémisphères et à la base. Epaississement généralisé de la pie-mère à la convexité depuis la scissure interhémisphérique jusqu'à la scissure sylvienne ; dans tout le reste du cerveau, congestion pie-mérienne.

Adhérences faibles de la pie-mère à la substance grise sur toute la région épaissie. Diminution d'épaisseur de la substance grise, qui est congestionnée. Plaque de ramollissement de la grandeur d'une pièce de 2 fr. au niveau du bec de la sphénoïdale droite. Congestion veineuse de la substance blanche. Dilatation des ventricules, qui sont dépolis avec nombreuses veines rompant sur leurs parois. Suffusions sanguines de la dure-mère rachidienne. Congestion de la pie-mère et de la substance grise. Ramollissement de la moëlle.

Pas de doute donc, les paralytiques généraux dont nous venons de rapporter l'observation sont bien des paralytiques généraux et non pas des pseudo-paralytiques généraux.

Mais est-ce l'alcool qui a produit chez eux la démence paralytique ? N'y a-t-il pas simple coïncidence entre l'alcoolisme et la paralysie générale ?

Non, répondons-nous sans hésitation, il n'y a pas simple coïncidence, c'est l'alcool qui a produit la paralysie générale. Et nous le démontrons :

1° Si, reprenant nos observations, nous étudions le développement de la paralysie générale, nous voyons, bien avant l'éclosion de cette dernière, l'alcool miner, pour ainsi dire, peu à peu le cerveau.

Ici, plusieurs années auparavant, il produit des congestions, des attaques, suivies ou non de troubles paralytiques passagers, s'accompagnant ou non d'accès de *delirium tremens*. Là, ce sont des troubles de la sensibilité marqués au coin de l'alcoolisme, des troubles gastriques de même nature, des accès de *delirium tremens*, etc... Ailleurs encore, c'est de l'abrutissement, de la dépression mélancolique alternant avec de la surexcitation et des idées de grandeur. Et ce sont toujours des modifications de l'être moral qui rendent le futur paralytique général acariâtre, irritable, méchant même comme le devient si volontiers l'alcoolique.

Puis, une fois le terrain ainsi préparé de longue main, brusquement sous l'influence d'une nouvelle attaque, ou à la suite d'un accès de *delirium tremens*, éclate la paralysie générale.

2° Si, une fois la maladie constituée, nous étudions sa physionomie clinique, nous voyons l'alcool marquer son action, non seulement au début sous forme d'hallucinations, d'apeurement, d'idées de persécutions, mais encore pendant l'évolution sous cette même forme, ou bien par d'autres manifestations relevant de la motilité et de la sensibilité : ataxie des mouvements, enraidissement musculaire donnant aux différents mouvements et à

la marche des caractères tout particuliers, hyperexcitabilité musculaire, exagération des réflexes tendineux, etc.

3° Enfin, si nous comparons les symptômes produits par
l'alcool chez l'homme avec ceux que nous avons vus être réalisés
chroniquement chez l'animal, nous retrouvons ici comme là une
physionomie clinique à peu près semblable. C'est en premier
lieu du délire hallucinatoire ; ce sont des troubles paralytiques
localisés d'abord, se généralisant ensuite; ce sont les mouvements
ataxiformes dont nous venons de parler ; c'est enfin la fréquence
des attaques.

De sorte que, développement, physionomie clinique de la
maladie, expérimentation rapprochée de la clinique, tout indique
que, chez nos malades, c'est bien l'alcool qui a donné naissance
à la paralysie générale.

L'alcoolisme chronique peut donc produire la paralysie générale.

Nous avons voulu, pour démontrer ce fait, ne nous appuyer
que sur des cas dans lesquels ce poison est la seule cause pathogène qu'on puisse invoquer. Nous avons même éloigné volon-
tairement ceux où à l'alcool s'ajoute une hérédité mentale, et
cependant, nous le démontrerons ultérieurement, cette hérédité
ne joue aucun rôle dans le développement de la paralysie générale. Nous aurions pu les invoquer, comme nous aurions pu
invoquer aussi ceux dans lesquels à l'alcoolisme personnel
s'ajoute une hérédité alcoolique. Dans ces derniers cas, en effet,
ainsi que nous l'avons dit précédemment, l'alcoolisme personnel
semble tout faire.

L'observation suivante, qui a trait à un alcoolique ayant en
outre une double hérédité mentale et alcoolique, le prouve.

OBSERVATION XXVIII.

Dupl..., 38 ans, boucher. — Hérédité double mentale maternelle,
alcoolique paternelle.

Venu normalement au monde, intelligent, réformé du service
militaire pour varices aux membres inférieurs.

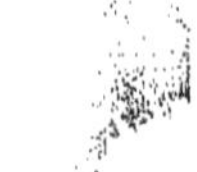

Pas de syphilis, Vers l'âge de 20 ans, Dupl..., commence à faire des excès de boisson, absinthe et vin.

A 28 ans, au moment de son mariage, il avait déjà la pituite matutinale et la toux chronique du buveur. Etait très peu porté pour les femmes.

A 32 ans, attaque apoplectiforme, avec perte de connaissance et stertor dissipés au bout de quelques semaines. Il venait de perdre un enfant.

A partir de ce moment, il est moins assidu à son travail, se reposant un jour sur deux, est indifférent, irritable et moins vif intellectuellement.

A 36 ans, nouvelle attaque apoplectiforme vite dissipée, et quelque temps après « il semble idiot, nous dit sa femme, est affaissé, parle peu et oublie facilement ».

Cet état continuant, on l'envoie dans son pays natal. Lorsqu'il revient, il délire, refuse pendant plusieurs jours consécutifs de manger, puis mange avidement, est égaré, a peur, voit des personnes étrangères qui le menacent et se lance dans la rue une hache à la main pour les tuer. Il est d'une irritabilité extrême et abime sa famille de coups.

Entré à l'Asile, il est apeuré, a quelques hallucinations et des idées de persécutions et de peur. L'incohérence intellectuelle est très marquée. Le plus grand décousu règne dans les idées. Il ne répond pas directement aux questions. La physionomie est fatiguée. Il a des stases sanguines au niveau des pommettes, la commissure labiale est entraînée du côté gauche, les pupilles sont égales et se contractent sous l'influence de la lumière; la parole est bredouillée, la langue tirée hors de la bouche est animée de mouvements continus d'arrière en avant, les extrémités supérieures étendues tremblent, il ne peut se tenir sur une jambe. Pas d'athérome, bruits du cœur profonds, peu énergiques. Sensibilité à la douleur conservée, semble même un peu augmentée. Hyperexcitabilité musculaire et tendineuse très marquée.

Au bout de quelques jours, le diagnostic de paralysie générale alcoolique s'impose. Idées de grandeur peu marquées. Idées de persécutions peu précises. Sa femme le trompe, troubles paralytiques généralisés.

Les troubles démentiels et paralytiques s'exagèrent encore dans les mois qui suivent, puis une certaine atténuation se produit. Le délire et l'agitation diminuent notablement, mais la démence persiste et les troubles paralytiques restent toujours généralisés ; c'est dans cet état que cet homme sort de l'Asile, sur la demande de sa femme, vingt mois après son entrée.

Mais l'hérédité ne se comporte pas toujours ainsi, et l'alcool, tout en restant la cause pathogène essentielle de la paralysie générale, ainsi que le démontre l'évolution de la maladie, est favorisé dans son application par cette hérédité.

Nous avons en vue ici la cérébralité et l'arthritisme. Tandis que, lorsque le cerveau est vierge de toute tare, l'alcool a besoin de le miner pour arriver à la paralysie générale, lorsqu'il existe une de ces hérédités, cette préparation semble ne plus avoir besoin d'exister. Le terrain arthritique et cérébral fournit ainsi un milieu favorable à l'action de l'alcool.

Les deux observations suivantes le démontrent :

Observation XXIX.

Barrand... Cl..., homme de peine, 34 ans.

Hérédité. — Côté paternel. — Grand-père rhumatisant. Grand'mère morte à 90 ans.
Père rhumatisant.
Côté maternel. Mère a eu plusieurs érysipèles, cardiaque.
Un oncle rhumatisant.
Collatéraux. — Sœur morte subitement dans un état de gros-sesse avancée.
Excès considérables d'alcool (vin blanc et vermouth).
A 34 ans, accès de délirium tremens. Visions terrifiantes. Durée de deux mois.
A partir de ce moment, affaiblissement de l'intelligence, colères violentes à certains moments. Se plaint qu'on veut l'empoisonner. Insomnies avec agitation. Idées de grandeur, de richesse. Il a des millions.
Entré à l'Asile à 34 ans ; est atteint de démence avec paralysie universalisée. Le délire est mégalomaniaque. Irritable, méchant, égoïste, est Dieu, a créé tout le monde, a dans son corps des richesses immenses.
Un an après l'entrée, mêmes idées délirantes, affaiblissement considérable de l'intelligence, affaissement des traits surtout à

gauche, langue entraînée à droite, tremblotante, troubles dans l'articulation des mots. Tremblements des extrémités étendues, ne peut se tenir sur une jambe qu'en se balançant. Un peu de raideur dans la marche. Excitabilité musculaire. Pas d'excitabilité tendineuse. Athéromasie. Arc sénile. Dilatation pupillaire gauche. Atrophie du foie.

Un an et demi après l'entrée, mêmes idées délirantes, même égoïsme, même irritabilité. Les idées de grandeur et de richesse ont pris une extrême exagération. Le bon Dieu est son fils ; il est le plus et le seul riche de la terre. Des idées de persécutions, se plaint que l'interne vient le tracasser la nuit, s'ajoutent à ce délire des grandeurs. Démence moins marquée que le délire. Augmentation des troubles paralytiques. Hyperexcitabilité musculaire et tendineuse ; penche à droite.

Deux ans après l'entrée, tremblements verticaux très marqués des doigts des mains étendues. Exagération et brusquerie du réflexe rotulien. Hyperexcitabilité musculaire, tous les mouvements ont quelque chose d'ataxiforme ; les jambes dans la marche sont projetées, dépassent le but. La parole est nasonnée, la langue est déviée à droite, a des mouvements d'avant en arrière. La pupille gauche est plus dilatée que la droite.

Pouls petit, régulier, dépressible. Bruits du cœur profonds.

La sensibilité est conservée.

La nutrition générale est bonne. Même délire ambitieux à manifestations de richesse et de grandeur très marqué. Oublie facilement, mais son intelligence est moins atteinte que ne l'indique le délire des grandeurs. Se souvient d'une foule de choses, reconnaît sa mère, sait le jour de la distribution du tabac.

L'état précédent persiste tel avec cependant une diminution dans l'excitation, avec une incohérence plus grande des idées de grandeur, et Barraud... succombe cinq ans après son entrée, à la suite d'une pneumonie.

OBSERVATION XXX.

Bert... Al..., 48 ans. Hérédité rhumatismale. Alcoolisme personnel.

Début : Attaque à 47 ans, suivie de délire hallucinatoire de la vue et de l'ouïe, faiblesse, parole embarrassée, gloutonnerie, agitation nocturne, offensibilité très marquée avec quelques idées de suicide. Mémoire des faits récents abolie.

Entre à l'Asile à 48 ans, ne sait plus où il est, est affaissé, ne peut trouver son lit. Pas d'idées de grandeur, pas d'idées de tristesse. Affaiblissement de l'intelligence paraît très marqué. Pas d'hallucinations.

Traits flasques. Asynergie dans la contraction du voile du palais. Mâchonnement. Pas de déviation de la langue. État parétique plus marqué du côté droit de la face. Peu de tremblements des mains étendues. Ecarte en marchant la base de sustentation, faiblesse plus accentuée de la jambe droite que de la jambe gauche. Hyperexcitabilité musculaire et tendineuse. Cœur = 0. Athérome de la radiale.

Au bout d'un mois, accès d'agitation. Crie, tripote, physionomie égarée, traits flasques.

Dix mois après l'entrée : diminution de la dépression intellectuelle, mais démence évidente; augmentation de la paralysie. trémoussements des muscles de la face, tremblements de la langue, tremblements verticaux des membres supérieurs et inférieurs. Raideur des muscles dans la marche ; un peu de steppage.

Un an après l'entrée, apparition des idées de grandeur, ne veut plus travailler, appartient à une famille noble. Il veut qu'on l'appelle Mr de Bert..

L'état qui précède reste stationnaire pendant cinq ans, avec une légère augmentation dans la démence. A ce moment la mémoire est profondément troublée ; il se croit en 1871, alors que nous sommes en 1891. Il ne peut réciter les mois à rebours. Il a une irritabilité très marquée ; il est continuellement en colère. Les idées de grandeur sont très nettes. Il sait travailler mieux que qui que ce soit ; la maison lui appartient. Le nasonnement et le tremblement de la langue sont très marqués. La commissure labiale est entraînée du côté gauche, tremblements des extrémités. La marche est difficile, en même temps qu'elle est paralytique ; on constate toujours de l'enraidissement. Hyperesthésie générale. Hyperexcitabilité musculaire et tendineuse très marquée. Mouvements épileptoïdes.

Six ans après l'entrée, exagération de la démence, il ignore le mois dans lequel nous sommes, les additions les plus simples lui sont impossibles $9 + 12 = 15$. Exagération des troubles paralytiques, troubles profonds de l'articulation des mots. Pupilles retrécies et peu sensibles à l'action de la lumière. Quand le malade essaie de siffler, joue droite plus soulevée que la gauche. La langue est tremblotante. Peut à peine se tenir debout. Tombe fréquemment en marchant et, malgré cela, toujours enraidissement. Sensibilité conservée. Ré-

flexes musculaires et tendineux exagérés. Athérome très net de
l'aorte. Enraidissement pendant la marche. A toujours des tendances aux idées de grandeur. Ne veut pas être malade.

Six ans et demi après l'entrée, vertiges, tourne autour de son lit
en se cramponnant pour ne pas tomber. Depuis lors, plusieurs fois
par mois étourdissements, état vertigineux pendant lequel il
tourne sur lui-même, est égaré. De la diarrhée se produit.

Il succombe à une cardiopathie mitrale, sept ans et deux mois
après son entrée et un peu plus de huit ans après le début de la
maladie.

A l'autopsie : épaississement de l'arachnoïde et de la pie-mère
avec adhérences à la substance grise cérébrale. Couleur hortensia
de la substance grise. Les coupes de Pitres = 0. Ramollissement du
cervelet. Insuffisance tricuspidienne due à l'athérome, rétrécisse-
ment mitral. Aorte avec quelques plaques d'athérome à la face
interne.

Sclérose hépatique, splénique et rénale. Emphysème pulmonaire
avec adhérences pleurales en arrière et en bas pour le poumon
droit.

Dans ces deux cas, nous ne retrouvons pas cette longue période
préparatoire, qui est de règle quand l'alcool agit seul. Chez Barrand..., le premier accès de délirium tremens amène la paralysie générale; chez Bert..., cette paralysie suit la première attaque.
Une fois la maladie déterminée, elle présente dans son ensemble
la même physionomie clinique que lorsque l'alcool agit seul.
Seulement une chose qui frappe et qui semble bien démontrer
l'influence de l'hérédité arthritique, c'est que ces deux hommes
deviennent rapidement des artério-scléreux.

Ceci établi, revenons en arrière et reprenons la conclusion à
laquelle nous avons été amenés :

L'alcoolisme chronique peut produire la paralysie générale et
la paralysie générale vraie.

Comment la produit-il ?

III.

PATHOGÉNIE.

Lorsqu'on examine, à l'autopsie, un cerveau de paralytique général alcoolique, on constate nettement des lésions portant sur l'ensemble de ses parties constitutives. Les méninges et la névroglie sont enflammées chroniquement, les vaisseaux sont altérés, les cellules dégénérées et non seulement l'encéphale, mais encore la moelle et les nerfs périphériques peuvent être atteints.

L'alcool porte donc son action sur l'ensemble du système nerveux.

Parmi ces diverses altérations, cellulaires, névrogliques, et vasculaires, certains auteurs tendent à établir une subordination. La dégénérescence cellulaire serait consécutive à la prolifération de la névroglie qui, en se développant, enserrerait, dégénérerait et étoufferait dans ses mailles la cellule.

Quant à cette sclérose névroglique, elle serait elle-même secondaire à l'altération des vaisseaux. Ceux-ci, irrités par le toxique alcool, s'enflammeraient en certains points et, de ces points comme foyers, partiraient les rayons de sclérose qui envahiraient la névroglie, et l'on aurait ainsi :

1° Altération vasculaire ;

2° Sclérose de la névroglie ;

3° Dégénérescence des cellules et des tubes.

Les recherches que nous avons faites sur le système nerveux de nos chiens intoxiqués chroniquement par l'alcool montrent très nettement ces lésions vasculaires d'où partiraient ainsi des travées d'inflammation névroglique, et, à en juger par ce fait, nous pourrions être entraînés vers l'idée que le processus anatomique indiqué précédemment est bien celui de la paralysie générale alcoolique et que ce processus serait exclusivement inflammatoire.

Mais si l'examen histologique démontre parfois un épaississement tel de la névroglie qu'on puisse y rattacher l'altération de la cellule nerveuse, dans d'autres cas, et surtout au début du processus anatomique, il n'en est pas ainsi. Le tissu conjonctif prolifère à peine et cependant la cellule nerveuse est nettement dégénérée.

La dégénérescence cellulaire ne peut donc être ici subordonnée à l'inflammation de la névroglie, elle est primitive.

Il n'y a là rien de choquant quand on songe combien grande est l'affinité de l'alcool pour la cellule nerveuse.

D'ailleurs, deux ordres de preuves obligent à admettre l'atteinte dégénérative primitive de la cellule nerveuse ; l'anatomie pathologique et la clinique.

a) *La clinique.* — Nous avons montré précédemment que, avant l'éclosion de la paralysie générale, il existe une longue période préparatoire dans laquelle l'alcool mine le terrain en faisant des congestions, des attaques suivies ou non de paralysies passagères, du délire, de l'affaiblissement radical de l'intelligence... Si, parfois, les congestions et les attaques peuvent précéder le délire et l'affaiblissement radical de l'intelligence, dans d'autres cas, ce délire et cet affaiblissement peuvent être primitifs, exister même seuls, preuve évidente que la cellule cérébrale est atteinte primitivement et non pas secondairement.

b) *L'anatomie pathologique.* — Lorsqu'on ne se contente pas seulement de faire l'autopsie du cerveau, qu'on fait encore l'autopsie des différents organes, on voit nettement s'affirmer ce travail dégénératif. Il se traduit du côté des différents organes — cœur, foie, reins — sous forme de dégénérescence granulograisseuse existant seule ou se combinant avec de la sclérose.

Ce n'est que lorsque la maladie est très ancienne, comme chez Falg..., dont nous rapportons plus loin l'observation (obs. XXXI), que la sclérose existe seule, tandis que dans les cas récents c'est le contraire qui arrive ; cette sclérose peut même ne pas exister, c'est la dégénérescence graisseuse qu'on rencontre alors seule.

Dans un cas, nous notons la pâleur et la coloration des fibres du cœur, une teinte rouge vineuse de la tunique interne de l'aorte, ne disparaissant pas par le lavage. Dans un autre, existe un commencement d'athérome de l'aorte. Dans un troisième, le cœur est graisseux, de coloration feuille morte, et le myocarde est dégénéré ; la face interne de l'aorte est chagrinée, les valvules aortiques sont indurées, il y a même des plaques d'athérome.

Ici, le foie hypertrophié pèse 1,750 gram., est très congestionné et présente une dégénérescence scléro-graisseuse, mais surtout graisseuse ; là, il est jaunâtre graisseux ; ailleurs, il est volumineux et pèse 1,850 gram.

Les reins altérés sont tantôt hyperémiés, tantôt pâles et présentent des adhérences avec la capsule.

Partout donc, nous trouvons, à côté des stigmates révélateurs de l'inflammation, d'autres stigmates nettement dégénératifs et, dans certains cas, nous voyons la dégénérescence dominer de beaucoup l'inflammation et exister parfois seule.

Or, ce qui se passe du côté des différents organes se passe certainement du côté du cerveau. L'alcool a une action identique partout et la paralysie générale alcoolique n'est forcément que l'expression d'une intoxication généralisée.

Dégénération avec inflammation : tel est donc, pour l'alcoolisme comme pour l'hérédité cérébrale, le processus pathogénique qui aboutit à la paralysie générale.

IV.

ÉTUDE CLINIQUE.

Nous disions précédemment que, lorsque l'alcool agit comme cause pathogène, tout en produisant la paralysie générale vraie, il marque cette dernière de stigmates qui lui sont propres.

C'est surtout à la période prodromique et à la période de début

que ces stigmates se montrent. Lorsque la maladie est nettement
constituée, lorsqu'elle a pris son autonomie, elle tend naturellement à s'émanciper de sa cause première. Cependant, même à
ce moment et souvent durant tout le cours de son évolution, certains symptômes, secondaires il est vrai, indiquent encore la
nature alcoolique de la maladie.

Si nous nous reportons à nos observations, nous voyons, à la
période prodromique et à la période de début, l'alcool avoir la
haute main dans les manifestations symptomatiques. Ce sont,
comme nous l'avons déjà dit, des attaques avec ou sans accès de *delirium tremens* ; ce sont des accès de ce même délire ; ce sont les
troubles ordinaires de l'alcoolisme, pituite, gastrite, troubles sensitifs, abrutissement, etc.

Puis, à la période de début, alors qu'éclate brusquement la
maladie, à côté du délire des grandeurs, qui va être plus tard
le délire dominant, existe souvent un délire nettement hallucinatoire, revêtant tous les caractères du délire de l'alcoolisme avec
ses hallucinations des différents sens et surtout ses hallucinations terrifiantes de la vue.

On nous dira peut-être qu'il n'y a à cela rien d'étonnant. Le
paralytique général alcoolique est un individu qui, jusqu'au dernier moment, boit, et il semble même que ses excès de boisson
s'exagèrent au fur et à mesure que la maladie va se développant.
Par suite, il est naturel que l'alcool fasse sentir ses effets, mais
ces effets n'appartiennent pas à proprement parler à la paralysie
générale. Nous comprenons cette objection, mais elle n'est plus
de mise lorsque, depuis longtemps, l'individu, entré à l'Asile, est
privé de toute boisson alcoolique. Or, même à ce moment et plus
tard encore, parfois pendant toute l'évolution de la maladie,
certains symptômes attestent l'origine première de cette paralysie. Ces symptômes peuvent être psychiques, sensitifs et
moteurs.

a) *Psychiques.* — L'alcoolique, devenu paralytique général,
conserve son caractère méchant d'autrefois. Il est emporté, irri-

table, offensif et contraste ainsi avec le paralytique général, dont la maladie reconnaît d'autres causes et qui, lui, est bon enfant.

De plus, souvent le délire des grandeurs se teinte de quelques idées lypémaniaques à direction hypochondriaque.

Enfin, pendant le cours de la maladie, on voit volontiers éclater, à certains moments, un véritable délire hallucinatoire, comme celui du début, mais plus fugace.

b) *Sensitifs*. — C'est de l'hyperesthésie, des fourmillements, des douleurs spontanées dans les membres, des secousses électriques, etc.

c) *Moteurs*. — Tandis que dans la paralysie générale indépendante de l'alcoolisme, la parésie existe seule, dans la paralysie générale alcoolique, on voit à cette paralysie s'ajouter des troubles ataxiformes, de l'enraidissement des muscles qui donnent à l'habitus extérieur et à la marche une allure particulière.

Il arrive souvent que l'alcoolique, au lieu d'être tassé sur lui-même, se tient droit, même à une période avancée de la maladie et, quand il marche on voit nettement l'enraidissement des muscles se produire, s'accompagnant parfois d'un véritable steppage. Ces manifestations peuvent être tellement marquées que le paralytique général alcoolique semble marcher sur des piquets.

De plus, quand le paralytique général alcoolique marche, et surtout quand il se retourne, il déjette brusquement sa jambe en dehors, et, si on lui demande d'exécuter un mouvement volontaire, il l'exécutera, mais il dépassera le but et le membre retombera lourdement sur le sol ou sur le lit.

Notons encore des tremblements très marqués, des contractions intempestives et involontaires des muscles, et enfin une exagération de l'excitabilité musculaire et bien souvent de l'hyperexcitabilité tendineuse.

Tels sont les différents stigmates par lesquels se marque l'alcoolisme dans l'évolution de la paralysie générale. Ils peuvent être réunis chez un même individu, mais c'est très rare. Ils s'associent généralement d'une façon variable et quelquefois ils sont peu marqués, mais il n'en est pas moins vrai qu'on rencontre toujours quelqu'un d'entre eux chez le paralytique dont l'alcoolisme a fait seul la maladie.

Il en est un qui nous paraît à peu près constant : c'est l'irritabilité et la méchanceté. Toutefois, nous l'avons dit, ces symptômes sont secondaires, et, en dehors d'eux, la physionomie clinique de la paralysie générale alcoolique est celle de la paralysie générale vraie.

V.

EVOLUTION DE LA MALADIE.

Ce qui nous frappe le plus dans cette évolution, c'est, en certains cas, sa lenteur.

Nous avons des malades qui sont restés quinze ans et plus dans notre service avant d'aboutir au marasme terminal.

C'est, dans d'autres cas, des rémissions plus ou moins complètes et même des intermissions, peut-être des guérisons.

Certes, ces deux évolutions différentes sont loin de résumer tous nos cas. Nombre de nos malades succombent, au bout d'un temps plus ou moins long, emportés par des attaques ou bien par une maladie intercurrente.

Nous laisserons de côté ces derniers cas, qui n'offrent rien de spécial, et nous ne nous occuperons que des premiers.

a) *Evolution lente.* — L'observation suivante est un bel exemple de cette évolution.

OBSERVATION XXXI.

Falg..., entré à l'Asile à l'âge de 47 ans, y est resté 15 ans, succombant enfin en plein marasme paralytique à des accidents diarrhéiques avec fièvre.

Buveur d'absinthe, sans hérédité, sans autre cause pathogène que des excès d'absinthe. Cet homme, dont nous n'avons pu suivre d'une manière précise le début de la maladie, est entré à l'Asile à 47 ans avec le diagnostic de paralysie générale.

Il est plusieurs fois millionnaire. Il est colonel, général. Agité, désobéissant, il dérobe tout ce qu'il peut trouver.

Trois mois après son entrée, il a des attaques épileptiformes qui pendant quatre jours se renouvellent très fréquemment. Consécutivement, la paralysie générale augmente, mais, à partir de ce moment, elle reste stationnaire pendant plus de onze ans, et voici ce qu'est cet homme pendant ce long espace de temps.

Excité, irritable, la moindre contrariété le met hors de lui. Il est maréchal de France, cousin de Napoléon III. Son regard a de la vivacité. Sa physionomie est animée. Il y a des stases sanguines au niveau des pommettes et des ailes du nez. La parole est nasonnée; la langue est animée de tremblements; il machonne, et lorsqu'il s'agite il existe des tremblements très marqués. La marche est lourde, lente, raide, penche à droite. Il lui arrive souvent d'uriner et de salir sous lui, et, dès qu'on le contrarie, il se produit des accès d'agitation qui durent plusieurs heures.

Pendant tout ce long laps de temps, il n'y a ni attaques ni vertiges. Puis, la démence et la paralysie s'accentuent, et il meurt en état de marasme paralytique avec fièvre et diarrhée.

A l'autopsie, il existe les lésions suivantes : Epaississement considérable de la dure-mère, surtout sur le côté droit et sur une étendue de quinze centimètres comme longueur et de dix centim. comme largeur. A ce niveau, cette membrane semble avoir subi la transformation cartilagineuse; dans certains points, épaississement qui atteint deux millim. et demi. En deux points, dédoublement de la dure-mère formant deux cavités de trois centim. sur quatre, remplies par une substance molle, graisseuse et de couleur jaune verdâtre. Adhérences entre la pie-mère et la substance grise cérébrale. Amincissement de la substance grise, la substance blanche paraît normale.

Cœur: insuffisance aortique. L'aorte est athéromateuse et, en certains point, ossifiée. Athérome de l'aorte abdominale, emphysème pulmonaire, foie scléreux, néphrite interstitielle.

Pendant quinze ans, Falg.... est resté à l'Asile, et ce n'est qu'au bout de ce temps qu'il meurt de marasme paralytique. Pendant onze ans, sa maladie était, pour ainsi dire, restée stationnaire.

Mais peut-être, nous dira-t-on, que dans ce cas il n'y a pas eu paralysie générale, mais simplement alcoolisme chronique et que l'observation de cet homme doit rentrer dans le groupe des fausses paralysies générales décrites par Camuset.

Nous le reconnaissons, il y a, dans les lésions anatomiques trouvées à l'autopsie, un quelque chose qui incite à cette idée. Ce qui domine, c'est la pachyméningite, c'est l'inflammation chronique de la dure-mère et cependant, à côté de ces lésions de pachyméningite, il en est d'autres qui appartiennent nettement à la paralysie générale, ce sont les adhérences entre la pie-mère et la substance grise et l'amincissement de cette dernière substance.

L'observation de Falg... nous paraît donc bien appartenir à la paralysie générale et il est probable que, si la maladie a mis si longtemps à parcourir son évolution, c'est parce que justement elle s'était concentrée plus particulièrement du côté des méninges.

Ces cas de longue durée sont rares. Mais il est assez fréquent de voir la paralysie générale alcoolique durer sept et huit ans.

A l'opposé de ces cas, on en trouve dans lesquels la maladie se termine très rapidement. Ainsi, nous avons un malade qui, deux mois après son début, a succombé, présentant à l'autopsie les lésions suivantes :

Pachyméningite aiguë. La dure-mère est tapissée à sa face interne d'une fausse membrane de formation récente avec caillots dans l'intérieur de ses mailles, et cela à la convexité et à la base du cerveau. Epaississement de la pie-mère avec adhérences marquées au niveau des circonvolutions frontales et pariétales, happement partout ailleurs. Les deux bords de la scissure de Sylvius sont réunis par un tissu conjonctif abondant, de sorte qu'on sépare difficilement les circonvolutions.

Ramollissement des deux substances grise et blanche. Pas de dilatation ni de sclérose dans les ventricules.

b) *Rémission.* — Nous avons précédemment rapporté l'observation d'un malade, Barr... (obs. XXVII), qui est un cas type de rémission.

Après deux ans et demi de séjour à l'Asile, Barr... ne présente plus qu'une légère démence et quelques troubles peu marqués dans l'articulation des mots. Il sort dans cet état, reprend ses occupations, et, depuis plus de dix-huit mois, la rémission se maintient et est telle que pour tout le monde cet homme paraît guéri.

Les rémissions peuvent être naturellement plus ou moins complètes, mais elles sont fréquentes dans la paralysie générale alcoolique.

c) *Intermission*. — N'existe-t-il que des rémissions ? Il est des observations qui nous font nous le demander et qui nous portent à croire qu'il peut y avoir parfois de véritables inter- missions, des guérisons même.

Mais, nous le reconnaissons, ces cas-là sont sujets à discussion. On peut toujours se demander si on est réellement en présence d'une véritable paralysie générale.

Nous voulons raconter simplement un de ces faits.

OBSERVATION XXXII.

Dav... Fl..., âgé de 33 ans, n'a aucun antécédent héréditaire paternel. C'est un arthritique par hérédité maternelle.

Intelligent, dégourdi, vif, original, il a à 23 ans des douleurs rhumatoïdes et à 25 ans un rhumatisme articulaire aigu.

Depuis tout jeune, il fait de nombreux excès alcooliques, plus particulièrement des excès d'absinthe et de picon. Au début, il supportait assez bien l'alcool ; dans les derniers temps une légère quantité le rendait ivre.

A 31 ans 1/2, il a un accès de *delirium tremens* qui dure quelques heures et, après cela, une attaque de rhumatisme articulaire aigu, d'une durée de quarante jours.

Consécutivement, la mémoire est atteinte, son écriture devient irrégulière, sa parole tremble, il a des vertiges et la marche elle- même est difficile.

Il continue à boire. A 32 ans 1/2, nouvel accès de *délirium tremens*.

A 33 ans, autre accès, mais celui-ci ne guérit pas, et on est obligé de le conduire à l'Asile.

Là, on constate une agitation très considérable, s'accompagnant, d'un délire hallucinatoire intense, un état d'embrouillement intellectuel très marqué et des troubles parétiques légers, mais paraissant généralisés.

Il y a du nasonnement. La langue est déviée du côté droit, elle tremblote. Le corps est incliné un peu à gauche, mais la surexcitation est telle que les forces paraissent conservées.

Le diagnostic est hésitant, et nous ne prononçons pas le mot de paralysie générale à ce moment.

Un traitement énergique antialcoolique est fait et une atténuation notable se produit dans l'agitation. Dav... a encore des sensations subjectives de la vue, des sifflements dans les oreilles; l'affaiblissement radical de l'intelligence paraît net; il oublie les . choses récentes et reste égaré.

Le nasonnement est très net. La langue, déviée, tremblote, les traits sont un peu affaissés du côté droit.

L'écriture est tremblée et irrégulière. Il se tient bien sur une jambe; mais lorsqu'il marche et qu'on le fait se retourner, il y a de l'hésitation et on constate de l'enraidissement des muscles. Lui-même se plaint de cet enraidissement, de la raideur de ses jambes et de la difficulté qu'il a parfois à marcher.Cet homme est, en outre, irritable et méchant.

Ceci se passait quatre mois environ après son entrée.

L'état qui précède reste tel pendant quelque temps, puis s'atténue encore et, neuf mois après l'admission, voici ce qu'on constate: irritabilité, violence, satisfaction de lui-même; il vante son intelligence, ses forces, plus particulièrement ses forces génésiques. Il se souvient des hallucinations qu'il a eues, hallucinations de la vue (visions d'animaux); hallucinations de l'ouïe et surtout bruits; hallucinations de la sensibilité générale (piqûres d'épingle au niveau des malléoles, des doigts de pied, de la rotule), sensations d'électricité qui l'empêchaient de rester tranquille, elles occupaient les doigts des mains et des pieds sans remonter au-dessus de la cheville et du poignet. Si, à ce moment, on le piquait avec une épingle, il ne sentait pas la piqûre.

La mémoire est atteinte; il y a un an, dit-il, qu'il est à l'Asile: Il ne sait plus le mois dans lequel nous sommes, ne peut dire les mois de l'année en allant de décembre à janvier. Il ne peut pas faire une soustraction en comptant sur ses doigts. Il est inquiet, sa parole est nasonnée, la langue lui fourche à certains moments, et, tirée hors de la bouche, elle tremble. Le côté droit de la face tremblote un peu également. Les pupilles, égales, sont un peu plus contractées que de raison. Il se tient un peu plus difficilement sur la jambe gauche que sur la jambe droite. La marche est difficile si le malade ferme les yeux.

La sensibilité est conservée. Il y a une hyperexcitabilité musculaire et tendineuse plus considérable à droite qu'à gauche, pour les membres supérieurs et, au contraire, plus considérable à gauche pour les membres inférieurs. En présence de ces troubles, notre diagnostic hésitant au début se précise, et nous portons nettement celui de paralysie générale alcoolique.

La maladie continue son évolution, Une atténuation se produit encore, et, onze mois après l'entrée, cet homme sortait sur la demande de sa femme. Nous constations sur le certificat une réelle et importante amélioration. Toute trace de délire avait disparu. La démence était peu marquée. Les troubles paralytiques n'existaien plus que légers dans l'articulation des mots. La langue était encore tremblotante. Il se tient plus difficilement sur la jambe gauche que sur la jambe droite, et la marche est difficile lorsque le malade ferme les yeux. Les pupilles sont très contractées.

Rentré dans sa famille, un de nous le revoit un mois après sa sortie, Dav... venait lui demander un certificat constatant qu'il pouvait reprendre ses fonctions de commis dans les contributions indirectes.

Le malade nous affirme alors qu'il a repris toute sa portée intellectuelle, et nous ne constatons plus que de très rares troubles dans l'articulation des mots.

Dav... reprend ses fonctions, il y a de cela plus de six ans, et notre confrère, le Dr Magne, qui l'avait soigné et que nous interrogions à son sujet il y a quelque temps, nous répond : « Dav... a été complètement guéri, il exerce actuellement ses fonctions et il vient d'avoir un enfant superbe ».

Nous sommes-nous trompés dans notre diagnostic ?

Cependant ce n'est qu'après avoir suivi attentivement le malade que nous l'avons porté, et cela, alors que nous avions à côté de lui un autre alcoolique, ayant toutes les allures de la paralysie alcoolique avec délire et que nous n'avons cependant jamais songé à regarder comme un paralytique général.

VI.

CONCLUSIONS GÉNÉRALES.

1° L'alcoolisme chronique est une cause pathogène de paralysie générale. L'expérimentation, la clinique, l'anatomie pathologique, le démontrent.

2° La paralysie générale née de l'alcoolisme chronique est la paralysie générale vraie.

3° L'alcool ne produit pas d'emblée la paralysie générale, celle-ci est précédée d'une longue période préparatoire.

4° Lorsque l'alcool est la seule cause pathogène de la paralysie générale, il marque généralement cette dernière de certains stigmates, psychiques, moteurs et sensitifs. Les rémissions sont fréquentes dans cette paralysie, il peut même y avoir des intermissions, peut-être des guérisons et la marche en est parfois très lente.

5° C'est par un double processus de dégénération et d'inflammation que l'alcoolisme aboutit à la paralysie générale.

CHAPITRE V

SYPHILIS ET PARALYSIE GÉNÉRALE

Nous rencontrons quarante fois, soit vingt-trois fois pour cent, la syphilis dans les antécédents de nos malades.

Douze fois, elle est la seule cause pathogène que l'on puisse invoquer ; six fois, en effet, elle existe seule sans autres causes, et six fois elle est associée à une hérédité mentale qui, nous le verrons, n'a aucun rôle pathogène dans la production de la paralysie générale.

Dans les vingt-huit autres cas, cette syphilis est associée à des causes dont nos études antérieures nous ont montré l'influence pathogénique.

Par suite, pour savoir si la syphilis peut produire par elle seule la paralysie générale, il est nécessaire d'étudier séparément les deux groupes de faits qui précèdent, c'est-à-dire d'abord celui dans lequel la syphilis est la seule cause pathogène qu'on puisse invoquer, ensuite celui dans lequel, à côté d'elle, existent d'autres causes, pouvant expliquer le développement de la paralysie générale.

I.

PREMIER GROUPE.—Sur les douze observations qui constituent ce groupe, nous nous contentons d'en rapporter en détail quatre, toutes les autres leur étant comparables.

OBSERVATION XXXIII.

Comb..., Jul..., 36 ans, est un homme sur lequel ne pèse aucune hérédité d'aucune sorte.

Côté paternel. Grand-père. Rien au point de vue physique et nerveux, mort à 65 ans.

Grand'mère morte à plus de 80 ans.

Père bien portant. Aucune maladie diathésique ou nerveuse. Intelligent.

Côté maternel. Grand-père mort très âgé.

Grand'mère morte du choléra.

Mère 76 ans, est devenue sourde depuis quelques années. Bonne santé. Pas de diathèse. Morte à 77 ans de la rupture d'un anévrisme.

Collatéraux. — Une sœur et deux frères bien portants ; les enfants de la sœur sont tuberculeux par hérédité paternelle.

Descendants. — Deux enfants, l'un âgé de 16 ans, l'autre de 12 ans, bien portants.

Comb..., contracte la syphilis après la naissance de ce dernier enfant.

Sa femme a, par la suite, trois grossesses qui donnent:

Un avortement à deux mois et demi.

Un enfant mort-né venu à neuf mois avec une éruption syphilitique sur tout le corps.

Une grossesse gémellaire. Les deux jumeaux meurent deux jours après la naissance et étaient syphilitiques.

Prédisposition. — Caractère vif, emporté, intelligent, n'a eu que la rougeole dans l'enfance.

Se marie à 19 ans sans avoir fait d'excès.

Premier enfant au bout de neuf mois Puis, il fait la guerre de 70 et revient très amaigri mais se remet complètement.

Deuxième enfant à 23 ans.

Vers 25 ans, commence à courir les femmes, sans boire, sans jouer.

Vers l'âge de 28 à 29 ans, syphilis (chancre, plaques **muqueuses,** roséole, etc.).

Suit un traitement antisyphilitique.

Vers 31 ans, 31 ans 1/2, apparaissent des **douleurs articulaires** aux mains, aux genoux, aux pieds, avec gonflement des **articula**tions. Ces douleurs revenaient deux fois par an environ, **duraient** de vingt jours à deux mois ; elles furent prises pour des **douleurs** rhumatismales, et Comb... fut envoyé deux fois par an à **Lamalou.** Ces douleurs entraînent après elles de l'irritabilité **poussée très** loin.

En dehors des accès, perte de l'activité, mais conservation de l'intelligence.

A 33 ans, douleurs d'estomac ; à 34 ans, céphalée nocturne, profonde, violente avec insomnie et énervement. Pendant dix-huit mois, dit sa femme, Comb.... n'a pas dormi.

Lorsque ces céphalées apparurent, les douleurs des jointures s'atténuèrent. Loin de diminuer avec le temps, les douleurs de tête augmentent. Comb..., disait qu'il deviendrait fou. Le sang lui montait à la tête. Il était rouge, congestionné, et, en dehors de ces céphalées, il se plaignait d'avoir des vertiges et des éblouissements.

Vers 35 ans, pendant un voyage en Espagne, Comb..., perd 15,000 francs, sans pouvoir se rendre compte de cette perte. Lorsqu'il revient à la maison, il est exténué, méconnaissable, et on constate un délire hallucinatoire à forme lypémaniaque très net. Il voit des démons qui le poursuivent ; il a des hallucinations terrifiantes de l'ouïe ; on lui jette du soufre, des saletés dans la chambre ; il s'imagine qu'il est père de six enfants et les voit autour de lui. Bientôt, l'intelligence s'embrouille, il a des crises d'agitation avec sensation de recroquevillement de la langue dans la bouche et parésie de la main gauche.

Dans les crises d'agitation, Comb..., se lamente sur sa vie passée et dit sur un ton monotone. « François qu'as-tu fait ? C'est le trop d'orgueil qui t'a perdu. Te réconcilier avec ta famille et Dieu, c'est trop tard ». Il a en outre des frayeurs et crie qu'on va l'assassiner.

Vers 36 ans, il a une attaque épileptiforme, et on le conduit à l'Asile.

Là, M. Cavalier porte le diagnostic de « démence avec paralysie universelle. La nature de cette maladie n'a pu être déterminée. D'après certains renseignements, le malade serait atteint de syphilis constitutionnelle. La détérioration physique et mentale est très avancée ».

Plus tard, nous portons le diagnostic de « Paralysie généralisée syphilitique ».

Démence très nette. Idées délirantes peu marquées, idées de grandeur, de supériorité portant sur son intelligence, sa capacité ; idées de persécutions, surexcitation surtout marquée lorsqu'on le contrarie.

Affaissement du côté droit de la face. Langue déviée à gauche. Trémoussement des fibres musculaires de la joue droite. Un peu

d'exophtalmie des deux côtés. Un peu de nystagmus. Pupilles
paresseuses à la lumière. Troubles de l'articulation des mots.
Paralysie généralisée. Amaigrissement. Langue sèche. Flexuosités
de la radiale. Au cœur, pas de lésions d'orifice. Un peu d'obscurité
au niveau de l'aorte. Rien dans la poitrine. Foie un peu abaissé.

L'état qui précède se maintient tel pendant plusieurs mois. Puis
se produit de la diarrhée, s'accompagnant d'une légère fièvre. Le
délire est toujours le même avec des idées de grandeur et de persécutions. Il a peur, crie qu'on veut l'assassiner, se plaint que
d'autres malades lui jettent quelque chose à la figure, et le bras
gauche pend inerte le long du corps. La paralysie s'est accentuée,
il écarte en marchant la base de sustentation et, bientôt, elle devient
telle que cet homme est obligé de garder le lit, il ne peut plus se
tenir debout.

A ce moment, ce qui frappe c'est la disproportion entre la paralysie et la démence : celle-ci est relativement peu marquée.

On fait un traitement antisyphilitique. Sous son influence, l'état
général redevient meilleur, la teinte cachectique diminue, Comb....
peut se relever, mais la paralysie est toujours très nette. Lorsqu'on
veut le faire marcher, il écarte la base de sustentation, s'incline
sur le côté droit et a de la peine pour porter sa cuillère à la bouche.

Cet état reste tel pendant environ un an. Puis la cachexie se
prononce, de la diarrhée réapparaît. Elle devient fétide. Il y a une
agitation incohérente nocturne, et cet homme succombe à la
cachexie. Autopsie refusée.

OBSERVATION XXXIV.

Bér..., est un homme de 45 ans sur lequel ne pèse aucune tare
héréditaire d'aucune sorte. Pas d'excès, pas d'alcoolisme. Intelligence ordinaire ; fièvre typhoïde pendant son congé, jaunisse,
syphilis. Douleurs en éclairs surtout aux jambes. Attaques épileptiformes, plus tard céphalalgies persistantes, ayant tous les caractères de la céphalée syphilitique : intensité, profondeur, exacer-
bations nocturnes.

A peu près en même temps, modification du caractère. De vif et
aigre qu'il était, il est devenu d'une douceur extrême ; puis, idées
lypémaniaques, il doit faire pénitence, il entend et il voit des personnes qui le poursuivent. Ce sont des démons ou divers autres
individus qui lui ordonnent de fuir, de tuer sa femme. Souvent à
genoux il marmotte certains mots religieux « Dieu, pardon, etc. ».

Ses écrits indiquent une incohérence intellectuelle très marquée. Il entre à l'Asile à 45 ans, et on porte le diagnostic de lypémanie religieuse. A part un peu d'embrouillement intellectuel plus marqué que dans la lypémanie simple, on ne remarquait rien qui pût faire penser à une aliénation mentale non fonctionnelle.

Au bout de quatre mois, troubles paralytiques localisés d'abord à une paupière puis à un côté de la face ; peu à peu, ces troubles se généralisent, et Bér... a toutes les allures du paralytique général : flaccidité des traits avec stases sanguines au niveau des pommettes, commissure labiale entraînée à droite avec une espèce de contracture des muscles de ce côté. Ne peut sortir la langue hors de la bouche. Troubles très nets dans l'articulation des mots, mâchonnement, tremblotements fibrillaires des muscles de la face. Tremblements des mains au moindre mouvement et à la moindre dépense de force. Station debout difficile. Ne peut se tenir sur une jambe sans être appuyé. Atrophie du pectoral droit et du bras gauche. Exagération des réflexes rotuliens, des réflexes tendineux des deux bras et contractions musculaires à la plus légère percussion. Contraction des muscles fléchisseurs du cou du côté gauche. Pupilles égales. Sensibilité conservée. Dilatation de l'estomac. Diminution de la matité du foie. Tendance au refroidissement des extrémités.

Disparition des idées lypémaniaques remplacées par les idées de grandeur, s'imagine être Dieu, roi. Démence notable ; tel était l'état quinze mois après l'entrée du malade à l'Asile.

Cet homme succombe à des accidents bulbaires deux ans et demi après son admission.

Observation XXXV.

Kort... était âgée de 37 ans lorsqu'elle est entrée à l'Asile, le 9 juillet 1884.

Hérédité. — Père grand viveur, un peu toqué.

Mère tombe dans la démence précoce.

Un oncle maternel enfermé dans un asile, peut-être idiot.

Plusieurs oncles ou tantes morts poitrinaires.

Sœur braque.

Prédisposition. — Pas de sens moral. Moyennement intelligente, apathique, se laisse vivre, cédant à tous les entraînements du moment. Réalise une syphilis à un âge indéterminé.

Nous ne possédons aucun renseignement sur le développement de l'aliénation chez cette malade, qui, lors de son admission dans l'établissement, était atteinte de troubles psychiques se traduisant par des périodes alternatives de surexcitation et de dépression.

Pendant la surexcitation, le visage allumé, la parole brusque et hautaine, l'attitude celle d'une souveraine, Kort... refuse de répondre aux questions qu'on lui pose, mais tout indique qu'elle est en proie à un délire des grandeurs. Cette période écoulée, elle entre dans une phase de dépression ; elle ne parle pas, on lui arrache avec peine un oui ou un non, et elle est envahie par des idées de suicide.

Au bout de deux ou trois jours, cette dépression s'efface, et K... semble reprendre tout son bon sens.

Puis, après quelques jours, le cycle recommence.

Cet état, à part un peu d'affaiblissement intellectuel survenu. dans les dernières semaines, persiste pendant quatre mois environ. A ce moment, surviennent des attaques épileptiformes en séries qui menacent gravement la vie de Kort..., et laissent, après elles, des troubles paralytiques généralisés avec démence profonde, sur laquelle se greffe parfois de la surexcitation.

Flaccidité des traits de la face, tassement de tout le corps, marche lourde, tremblements des membres supérieurs étendus, diminution considérable de la force musculaire, difficulté dans l'articulation des mots ; bredouillement avec contractions fibrillaires des muscles des lèvres, légère prédominance de la parésie du côté des membres inférieurs ; démence très marquée avec accès rares de surexcitation, incohérence du délire, dans lequel dominent parfois quelques idées de supériorité ou, au contraire, de tristesse.

Aggravation progressive de troubles paralytiques. Kort... est obligée de rester la plus grande partie de la journée assise dans un fauteuil; elle mouille et salit sous elle, la déchéance intellectuelle s'accentue, mais à un degré moindre que la déchéance musculaire.

Six mois après, de nouvelles attaques emportent la malade, et à l'autopsie, on constate les lésions suivantes :

En deux points similaires des hémisphères, mais en une région beaucoup plus étendue à droite qu'à gauche, existe une dépression très nette qui occupe : à droite, tous les lobes pariétaux et occipitaux avec prédominance au niveau de ces derniers, et, à gauche, la pariétale inférieure. Lorsque, en ces points, on cherche à séparer la pie-mère de la substance grise, on constate des adhérences très marquées. A droite, ces adhérences sont telles qu'on enlève au niveau des lobes occipitaux de larges portions de substance cérébrale ; très marquées encore au niveau des pariétales supérieure et inférieure, elles vont en se perdant le long des circonvolutions qui bordent la scissure de Sylvius et sur les circonvolutions pariétales et frontales ascendantes. A gauche, les adhérences, surtout marquées au niveau de la pariétale inférieure, vont en se perdant le long de la scissure de Sylvius.

A la coupe, on constate un ramollissement de la substance grise au niveau des points adhérents ; à droite, cette substance est réduite en une véritable bouillie sur tout le lobe occipital.

Au niveau de la substance blanche, au lieu d'un ramollissement, on constate, à droite, un noyau d'induration qui occupe toute l'étendue de la substance sous-jacente et se continue le long de la paroi du diverticulum occipital du ventricule. Ce noyau, grisâtre dans presque toute son étendue, présente un point central jaunâtre. C'est de ce noyau comme centre que part le ramollissement signalé plus haut.

A gauche existe aussi, au niveau de la partie antérieure de la région occipitale, un noyau induré mais moindre qu'à droite.

Le ventricule gauche paraît sain ; le ventricule droit présente, dans son diverticulum occipital, un épaississement des parois, qui sont comme parcheminées, il y a un peu de liquide dans son intérieur, et sa cavité est diminuée.

Pas d'athérome des vaisseaux de la base ; la dure-mère et l'arachnoïde sont saines, la pie-mère offre des traînées blanchâtres, surtout marquées au niveau des régions altérées et qui vont en se perdant, sur le reste du cerveau.

Observation XXXVI.

Ol... Laf.... 41 ans, héréditaire mentale, assez intelligente. Caractère normal, pas de maladies ; quatre accouchements ; à la suite de son dernier accouchement, nourrissant un enfant étranger, syphilis vers 34 ou 35 ans; quelques années après, modification du caractère et.céphalée qui a toutes les allures de la céphalée syphilitique. D'abord nocturnes, les douleurs de tête se reproduisent pendant le jour, et la malade s'écrie que, si cela continue, elle deviendra folle.

A 40 ans 1/2, émotion morale suivie d'un tremblement qui dure douze heures environ. Depuis lors, Ol... n'a jamais été dans son état normal. Elle mangeait beaucoup et cependant maigrissait et se plaignait de crampes d'estomac. Les douleurs de tête étaient encore, à ce moment-là, très violentes. Puis, au bout de quelques semaines, les idées deviennent incohérentes, elle dépense sans compter, achète des victuailles, des scies, des tableaux, s'agite et est conduite dans cet état à l'Asile. Nous portons le diagnostic suivant : «torpeur intellectuelle, mélange d'idées de tristesse et de grandeur. Troubles de la motilité». Nous nous demandons si ces derniers se rattachent à des lésions organiques de l'encéphale ou à la détérioration physique que présente la malade.

Sous l'influence du traitement, elle se relève un peu, mais, malgré cela, les troubles paralytiques persistent. Au bout de quelque temps, elle a une fausse attaque à la suite de laquelle elle s'agite, déchire, refuse de manger. L'agitation disparaît assez vite, mais l'état cachectique, qui était en germe déjà au début, se prononce. La malade est obligée de garder le lit, la paralysie fait des progrès considérables. Des infiltrations se produisent aux extrémités. La peau prend un aspect sale et terreux, sur un fond légèrement jaunâtre et, onze mois après, toutes les parties du corps en contact direct avec les draps du lit s'ulcèrent; l'affaissement somatique est très considérable, et cette femme succombe *pourrie*, pour me servir de l'expression énergique qu'emploient nos infirmiers dans les cas de ce genre.

A l'autopsie, nous trouvons, du côté du système nerveux, les lésions suivantes : à la convexité, de chaque côté de la faulx du cerveau, sur la moitié antérieure des hémisphères cérébraux et latéralement, sur une étendue de 3 à 4 centim. environ, un épaississement considérable de la dure-mère et de l'arachnoïde pariétale, qui sont réunies par des tractus fibreux très épais, durs, noirâtres, à la pie-mère, qui est, elle aussi, enflammée chroniquement, considérablement épaissie et intimément adhérente à la substance grise sous-jacente; de sorte qu'en cette région dure-mère, arachnoïde, pie-mère, substance grise, sont intimement unies l'une à l'autre, formant une coque fibreuse.

L'inflammation de la dure-mère s'étend peu; elle s'arrête presque brusquement; mais il n'en est pas de même de l'inflammation de l'arachnoïde viscérale et de la pie-mère qui s'irradie sur toute la moitié antéro-latérale de la convexité des hémisphères, et va se perdre à la base, et en arrière sur les circonvolutions pariétales. Cette pie-mérite a nettement pour foyer d'origine la coque fibreuse dont nous venons de parler; elle diminue, en effet, d'intensité au fur et à mesure qu'on s'en éloigne.

En outre, en arrière du sillon de Rolando, de chaque côté, la circonvolution pariétale ascendante et une certaine étendue des pariétales sont, dans leur région moyenne, tapissées par une infiltration caséeuse, jaunâtre, ressemblant à du pus concreté, c'est-à-dire ayant tous les caractères de l'infiltration scléro-gommeuse.

Si nous étudions ces quatre observations, il nous semble qu'il ne peut y avoir de doute dans l'esprit sur le fait que nos quatre malades ont présenté, à un moment donné du moins de l'évolution de leur maladie, le masque clinique de la paralysie générale.

Ainsi Comb... pendant toute la durée de son séjour à l'Asile a un mélange d'idées de grandeur et de persécutions, de l'affaissement des traits de la face, de la déviation de la langue à gauche, des trémoussements des fibres musculaires de la joue droite, des troubles de l'articulation des mots, une paralysie généralisée à l'ensemble des muscles de l'économie, paralysie qui va s'accentuant, si bien qu'à un moment donné cet homme ne peut plus se tenir debout et est obligé de garder le lit.

Ber..., pendant deux ans, a, lui aussi, toutes les allures du paralytique général : Flaccidité des traits, vascularisation des ailes du nez, troubles très nets dans l'articulation des mots, mâchonnement, tremblements fibrillaires des muscles de la face, station debout difficile, idées de grandeur et démence.

Kort..., pendant les cinq derniers mois de sa vie, présente les symptômes suivants : Flaccidité des traits de la face, tassement de tout le corps, marche lourde, tremblements des membres supérieurs étendus, diminution considérable de la force musculaire, difficulté dans l'articulation des mots, bredouillement avec contractions fibrillaires des muscles des lèvres, légère prédominance de la paralysie du côté des membres inférieurs : démence très marquée avec accès rares de surexcitation, incohérence du délire, dans lequel dominent parfois quelques idées de supériorité ou au contraire de tristesse. Aggravation progressive des troubles paralytiques. Kort... est obligée de rester la plus grande partie de la journée assise dans un fauteuil ; elle mouille et salit sous elle, la déchéance intellectuelle s'accentue, mais à un degré moindre que la déchéance musculaire.

Il en est de même chez Ol... Laf...

Pas de doute donc, ces malades ont bien présenté l'ensemble des troubles constituant la paralysie générale. Mais est-ce bien à la syphilis qu'il faut rattacher ces différents troubles ? Oui, répondent l'étude du développement de la maladie et l'anatomie pathologique.

1° *Le développement de la maladie.* — Chez Comb... on peut, pour ainsi dire, suivre la marche envahissante de la syphilis se localisant du côté du cerveau. C'est d'abord, vers 31 ans ou 31 ans 1/2, c'est-à-dire deux à trois ans après la contamination syphilitique, des douleurs articulaires avec modification du caractère ; c'est, à 33 ans, des douleurs d'estomac ; à 34 ans, des céphalées nocturnes profondes, violentes, avec insomnie, congestion du côté de la face. Ces céphalées augmentent à un point tel que Comb... dit que si cela continue il deviendra fou. En dehors de ces céphalées, Comb... a des vertiges et des éblouissements, puis apparaissent du délire et des attaques épileptiformes suivies de démence et de troubles paralytiques généralisés.

Or, que sont toutes ces manifestations, céphalées, douleurs, vertiges, attaques épileptiformes, qui précèdent l'apparition de la paralysie générale sinon les manifestations ordinaires de la syphilis cérébrale, si bien que dans ce cas cette paralysie apparaît comme l'aboutissant normal de l'envahissement progressif du cerveau par la vérole.

Ces manifestations d'envahissement progressif du cerveau par la syphilis avant l'éclosion de la paralysie générale, nous les retrouvons, à peu près chez tous nos malades, sous des formes diverses, céphalées, tremblements, aphasie, hémiplégie, paralysie, attaques épileptiformes, affaiblissement intellectuel, paralysies localisées, etc., et on peut chez certains d'entre eux, comme chez Comb..., suivre pour ainsi dire cet envahissement étape par étape, ainsi chez Bér...

Bér... a d'abord de la céphalée, des attaques épileptiformes, *première étape.*

Puis, survient un délire lypémaniaque avec hallucinations de la vue et de l'ouïe et une très légère chute de la paupière du côté gauche, *deuxième étape*.

Le ptosis se prononce, et l'affaiblissement intellectuel apparaît, se traduisant par un délire plus incohérent que précédemment, *troisième étape*.

Quelque temps après, on constate une parésie du facial gauche et un peu de trouble dans l'articulation des mots, *quatrième étape*.

Plus tard enfin, sans qu'on ait pu en suivre le développement, la paralysie se généralise à l'ensemble de l'économie en même temps que la démence s'accentue, *cinquième étape*.

2° *L'anatomie pathologique*. — Les deux autopsies de Kort... et d'Ol... Laf... nous montrent du côté du cerveau des lésions nettement syphilitiques.

Chez Kort..., il existe un noyau d'induration en deux régions similaires des hémisphères, mais avec prédominance considérable du côté droit et, au pourtour de ce noyau, ramollissement beaucoup plus étendu à droite qu'à gauche. Ces deux noyaux d'induration, avec point central jaunâtre, siégeant en deux régions similaires des hémisphères, ne peuvent être rattachés qu'à la syphilis. Il en est de même de la méningite fibreuse et de l'infiltration gommeuse qu'on constate chez Ol... Laf...

Donc la syphilis en se localisant du côté du cerveau peut revêtir le masque de la paralysie générale.

Mais, a-t-on affaire dans ces cas à une véritable paralysie générale.

Non, répondent l'anatomie pathologique et l'évolution de la maladie.

a) *L'anatomie pathologique*. — Nous ne retrouvons pas ici les lésions ordinaires de la paralysie générale; ce sont nettement les lésions de la syphilis.

b) *L'évolution*. — Le mode de début n'est pas celui de la paralysie générale ordinaire, c'est celui de la syphilis cérébrale, les observations que nous avons rapportées plus haut le démontrent nettement. Et, si on étudie cette paralysie générale, la maladie une fois nettement constituée, la physionomie clinique, tout en étant celle de la paralysie générale, présente souvent certains symptômes qu'on ne rencontre pas dans cette dernière. Ces symptômes relèvent plus particulièrement de la motilité, de la sensibilité et de la nutrition.

α. *Motilité.* — Il est rare, dans la paralysie généralisée syphilitique, de ne pas rencontrer, à côté des troubles parétiques portant sur l'ensemble des muscles de l'économie, des paralysies complétes localisées.

C'est une monoplégie brachiale, c'est une hémiplégie ou une paraplégie, c'est une paralysie limitée à un groupe musculaire, avec ou sans contracture, c'est du ptosis, du strabisme, une paralysie faciale, etc...

Parfois, à côté de ces paralysies localisées, ou pouvant exister seul, on retrouve un autre trouble musculaire qui a, lui aussi, de l'importance, car, il n'existe pas dans la paralysie générale vraie : c'est l'atrophie musculaire.

Bér... présente une atrophie du pectoral gauche et des muscles du bras gauche. Comb... a un peu d'atrophie du bras paralysé.

β. *Sensibilité* — La sensibilité est beaucoup plus souvent atteinte dans la paralysie généralisée syphilitique que dans la paralysie générale ordinaire. Il y a des douleurs périphériques ou viscérales, quelquefois de l'hyperesthésie généralisée ou, au contraire, de l'anesthésie localisée.

γ. *Nutrition.* — Il existe souvent une véritable cachexie syphilitique qui emporte les malades et peut se manifester à une période assez précoce (Obs. xxxvi).

Or, dans les 12 cas où la syphilis a été la seule cause pathogène à invoquer de la paralysie générale, c'est la même évolution, ce sont les mêmes manifestations de la période prodormique, de la période de début et de la période d'état, manifestations indiquant la localisation cérébrale de la syphilis.

De sorte que, si on peut dire que la syphilis, en se localisant au cerveau, peut produire à un moment donné de son évolution un ensemble de symptômes revêtant le masque clinique de la paralysie générale, on ne peut pas dire que cette syphilis cérébrale crée la paralysie générale ordinaire, la paralysie générale vraie. Elle donne lieu à ce que l'on peut désigner sous le nom de *syphilis cérébrale à forme de paralysie générale*, ou encore *de paralysie généralisée syphilitique* [1], ce terme rappelant l'envahissement progressif du cerveau par la vérole.

Cet envahissement peut être parfois plus rapide que celui que nous avons indiqué dans nos observations, et lorsque, 1 mois ou 1 mois 1/2 après le début de la maladie, on voit le malade, on constate nettement chez lui tous les symptômes d'une paralysie généralisée. Mais cette paralysie porte, dans sa modalité, le cachet de la syphilis, on y trouve, comme dans un cas que nous observons actuellement, du ptosis, une prédominance très nette de la paralysie du côté des membres inférieurs, une hémiparésie beaucoup plus marquée du côté gauche que du côté droit.

II.

Deuxième groupe. — Dans ce groupe, nous trouvons des faits dissemblables.

Nous trouvons :

1° Un premier sous-groupe constitué par des cas qui se confondent avec ceux du premier groupe, c'est-à-dire qui sont des cas de syphilis cérébrale à forme de paralysie générale.

2° Un second sous-groupe constitué par des faits dans lesquels il n'est nullement besoin d'invoquer la syphilis pour expliquer le développement de la paralysie générale.

---

[1] Mairet ; *Aliénation mentale syphilitique*. G. Masson, Paris, 1893.

A. *Premier sous-groupe.* — Il se compose de huit cas. Nous rapporterons simplement deux d'entre eux.

OBSERVATION XXXVII.

Mayau..., 61 ans.

Hérédité. — Côté paternel. Père graveleux, buvait beaucoup.
Côté maternel. Mère âgée de 88 ans.

Collatéraux : 1° frère graveleux ; 2° frère maladif ; 3° frère bien portant ; 4° sœur morte à 17 ans ; 5° frère bien portant ; 6° frère bien portant.

Pas de descendants.

Prédisposition. — Intelligent, taciturne, triste.

Syphilis avant son mariage, qui a lieu à 50 ans et contractée à une époque qu'on ne peut préciser.

A 51 ans, gravelle.

A 53 ans, parésie des membres inférieurs qui augmente, sans arriver à l'impotence complète.

A 56 ans, étourdissements avec aphasie durant dix minutes et, trois jours après, paralysie du bras gauche.

A 58 ans, attaque apoplectiforme, sans perte de connaissance mais avec augmentation de la paraplégie.

A 59 ans, délire avec agitation nocturne, insomnie, se lève, court de ci et de là en frappant si on veut l'en empêcher ; sensation de chaleur aux mains.

On lui fait des grimaces, est jaloux de sa femme, la menace ; oubli des choses récentes.

A 60 ans 4 mois, il se réveille avec une aphasie complète d'une durée de quatre à cinq minutes et une hémiplégie incomplète du côté gauche mais qui persiste.

A 61 ans, entre à l'Asile ; démence, insomnie, inquiétude, se lève dans la nuit, tripote son lit. Hémiplégie gauche incomplète. Tremblements de la langue. Troubles dans l'articulation des mots. Pupilles égales. Parésie légère de tout le côté droit. Tendance à l'enraidissement des muscles des membres inférieurs gauches ; un peu d'exophtalmie, surtout marquée à gauche. Est trouvé mort dans son lit un matin. Pas d'autopsie.

OBSERVATION XXXVIII.

Math... Law..., 35 ans.

Hérédité.— Père migraineux.

Mère asthmatique, migraineuse, très nerveuse.

Toute la famille de la mère est migraineuse.

Prédisposition.— Inconnu dans son enfance, caractère très violent, très emporté, méchant même, dans la colère ne se connaissait plus.

Vie orageuse; excès de femmes, vers 22 ans syphilis.

A 23 ans, idées hypocondriaques, se croit atteint de toutes sortes de maladies. Sa chambre ressemble à une pharmacie.

Vers 30 ans, faiblesse des jambes ; à 33 ans, se sent plus souffrant, plus fatigué, se plaint de douleurs de tête, ayant les caractères de la céphalée syphilitique, quelques idées de supériorité se produisent.

A 34 ans 6 mois, tremblements des mains.

A 34 ans 11 mois, léger strabisme, douleurs en ceinture, se plaint de l'estomac, voit un médecin qui diagnostique une ataxie locomotrice et l'envoie à Lamalou. Là, éclate brusquement une agitation avec des idées de grandeur. Il est un grand médecin, un grand personnage, est inspecteur des mœurs. Il veut acheter une grande quantité de bicycles, il a une fortune colossale. Il a inventé une machine électrique, lance des dépêches de ci et de là, oublie des mots en écrivant, son écriture est tremblée, ne peut plus tenir ses comptes, fait des erreurs, cherche les mots, sa mémoire est affaiblie.

A 35 ans, entre à l'Asile. Nous portons le diagnostic d'«aliénation mentale caractérisée par des idées de grandeur et de richesse, de la perte de la mémoire et des troubles paralytiques généralisés. Ces différentes manifestations sont probablement sous la dépendance de la syphilis».

Idées de grandeur poussées très loin. Hallucinations de l'ouïe, entend des voix; voit devant ses yeux des mouches volantes, des lettres; affaissement des traits du côté gauche, commissure labiale relevée à droite; pupille plus grande à droite qu'à gauche. Un peu de tremblement de la langue. Légère exophtalmie et léger strabisme avec diplopie. Faciès grisâtre avec arborisation des ailes du nez.

Voix nasonnée, tremblée. Paralysie des membres supérieurs. Écriture irrégulière. Fléchit sur les jambes en marchant, mais sans écartement de la base de sustentation. Agitation.

Au bout de deux mois et demi, aggravation, ne sait plus où il est, se plaint de douleurs fulgurantes dans les jambes et les genoux. Conservation du réflexe rotulien.

On fait un traitement antisyphilitique. Une légère amélioration semble se produire dans la démence et les douleurs.

Sept mois après l'entrée, attaque avec perte de connaissance complète, secousses du côté droit du corps, y compris la moitié de la face. Tête déviée à droite. Contraction spasmodique des paupières. Abolition des réflexes rotuliens.

Cette première attaque est suivie d'une seconde. Ces attaques laissent après elles une augmentation des troubles paralytiques, bredouillement, hyperexcitabilité tendineuse et musculaire, délire des grandeurs toujours très net. De nouvelles attaques se produisent deux mois après et entraînent la mort du malade.

Dans ces deux cas, on suit nettement, comme dans ceux de notre premier groupe, l'évolution de la syphilis du côté du cerveau.

Chez Mayau..., c'est d'abord une parésie des membres inférieurs, puis des étourdissements avec aphasie, puis de la paralysie du bras gauche, puis des attaques apoplectiformes sans perte de connaissance avec augmentation de la paraplégie.., et enfin la paralysie se généralise. Tous ces symptômes sont monnaie courante de la syphilis cérébrale.

Il en est de même chez Math... Lau... : faiblesse des jambes, céphalée syphilitique, tremblements des mains, strabisme, douleurs en ceinture.

B. *Deuxième sous-groupe*. — Ce sous-groupe, qui comprend les faits dans lesquels il est inutile d'invoquer la syphilis pour expliquer le développement de la paralysie générale, est composé de dix-neuf observations.

Dans ces dix-neuf cas, quinze fois à la vérole s'ajoutent des causes pathogènes bien suffisantes pour produire sans elle le développement de la maladie, c'est l'hérédité cérébrale, l'arthritisme, l'alcoolisme, toutes causes que nous savons être capables de réaliser la paralysie générale. Le tableau suivant le prouve:

TABLEAU V.

Syphilis combinée avec :

1. Hérédité cérébrale, alcoolisme et hérédité nerveuse.	2
2. Hérédité cérébrale, alcoolisme..................	4
3. Hérédité cérébrale, hérédité vésanique, alcoolisme...	1
4. Hérédité cérébrale, hérédité alcoolique, alcoolisme personnel...	1
5. Hérédité cérébrale, hérédité mentale, alcoolisme personnel...	1
6. Hérédité cérébrale, alcoolisme personnel...........	1
7. Hérédité cérébrale................................	2
8. Alcoolisme......................................	4
9. Alcoolisme et hérédité tuberculeuse...............	1
10. Hérédité alcoolique, alcoolisme personnel, hérédité mentale..	1
11. Hérédité alcoolique, alcoolisme personnel..........	2

Et, comme pour démontrer que ce n'est pas à la syphilis qu'il faut rattacher dans ces cas la paralysie générale, certaines de nos observations sont marquées au coin de la cause première qui a produit la maladie.

Ainsi, l'observation suivante démontre et par sa physionomie clinique et par le résultat du traitement antialcoolique que la syphilis ne doit être en rien incriminée.

OBSERVATION XXXIX.

Brug... Eug..., 40 ans.

Hérédité. — Père alcoolique invétéré, mort subitement.
Un oncle alcoolique, mort en buvant une absinthe.
Mère nerveuse, surexcitable.

Prédisposition. — Caractère violent, intelligence ordinaire. Excès de boisson, depuis tout jeune, buvait tellement que sa femme était obligée de lui enlever le verre pour l'empêcher de boire. Depuis nombre d'années, crampes dans les mollets, pyrosis, pituites matinales, vomissements.

Syphilis à 32 ans, qu'il communique à sa femme. Très grave chez cette dernière, elle l'est peu chez lui.

Ils font l'un et l'autre un traitement antisyphilitique, ont un enfant qui, né malingre, chétif, meurt à 18 mois d'une fluxion de poitrine.

A 39 ans, accès de *delirium tremens*, voit passer des cortèges de noce, des gendarmes qui le poursuivent, des animaux qui lui grimpent dessus, a peur, se barricade. Depuis lors, énervement, insomnie, humeur insupportable, cherche dispute à tout le monde, se lève la nuit pour aller chercher querelle à sa femme, prend tout l'argent qu'il trouve pour aller boire ; puis, on constate de l'affaiblissement de la mémoire, se trompe dans ses calculs, ne s'intéresse plus à rien et apparaît un délire des richesses. Distribue des millions, en même temps les idées de persécutions s'accentuent, on va l'empoisonner ; il a de l'embarras de la parole, des tremblements des mains, se plaint de céphalalgie et de vertiges.

A 40 ans, entre à l'Asile : face congestionnée, yeux injectés, tremblement de la langue et des muscles des lèvres, commissure labiale entraînée à gauche, parole hésitante, balbutiement, tremblements légers des mains étendues. Forces à peu près égales des deux côtés, mais diminuées ; faiblesse des jambes. Se plaint qu'on ait voulu l'empoisonner avec du vitriol, bruissement, bourdonnement dans les oreilles. Quand il voit une lumière, il lui semble qu'il y en a trente-six mille devant ses yeux, et il nous dit qu'au théâtre, sur la scène, les acteurs se multipliaient à l'infini.

Quelques idées de richesse, mais idées de persécutions dominantes. Il en veut à la police, à sa femme, à ses amis, et se méfie de tout le monde.

Est très intelligent, dit-il, et n'a pas perdu la mémoire, cependant elle est atteinte.

On fait un traitement antialcoolique (régime lacté mitigé, extrait gommeux d'opium, iodure de potassium, hydrothérapie), et une amélioration se produit.

Au bout de six mois, disparition du délire, disparition des percussions sensorielles et des fourmillements dans les jambes, mais persistance d'une atteinte au fond de l'intelligence relativement légère.

Nasonnement, achoppement des syllabes, un peu de bredouillement. Traits affaissés, légère déviation de la langue à droite avec tremblements, pupille droite un peu plus dilatée que la gauche.

Tremblements verticaux des extrémités étendues, fatigue facile des membres supérieurs. Marche assez régulière, mais penchée à droite, se tient plus difficilement sur le pied droit que sur le gauche.

L'amélioration se maintient, et, un mois après notre dernier examen environ, le malade sort de l'Asile sur la demande de sa femme avec l'état suivant :

Amélioration, mais persistance de troubles paralytiques légers et d'un peu de démence.

Plusieurs de nos autres observations sont dans le même cas, et c'est le diagnostic de paralysie générale alcoolique que nous avons porté à propos de chacune d'elles.

Nos observations cliniques nous amènent donc à refuser à la syphilis un rôle dans l'étiologie de la paralysie générale vraie. Nous disons paralysie générale vraie.

En effet, nous avons vu que la vérole, en se localisant du côté du cerveau, peut réaliser la physionomie clinique de la paralysie générale, mais que, dans ces cas, on n'est pas en présence d'une paralysie générale vraie, mais d'une *syphilis cérébrale à forme de paralysie générale*; d'une *paralysie généralisée syphilitique.*

Notre conclusion, on le voit, est loin de celle soutenue aujourd'hui par certains auteurs qui regardent la vérole comme la cause, sinon exclusive, du moins la plus fréquente, de la paralysie générale. Etudiant non pas une cause mais l'ensemble des causes de cette maladie, et nous laissant exclusivement diriger par les faits, ceux-ci nous amènent d'une façon si précise à cette conclusion que nous n'hésitons pas à la formuler.

Nous dirons donc : la syphilis n'est pas une cause de paralysie générale vraie, elle produit une paralysie généralisée syphilitique.

Cette dernière peut revêtir le masque clinique de la paralysie générale, mais à l'autopsie on constate les lésions de la syphilis.

CHAPITRE VI.

HÉRÉDITÉ TUBERCULEUSE.

Nous retrouvons cette hérédité 15 fois chez les ascendants de nos malades, soit dans 8,6 pour cent des cas.

Ce nombre n'est donc pas très. considérable. Etant donnée la fréquence de la tuberculose, il ne peut servir pour nous faire une opinion sur la question de savoir si l'hérédité tuberculeuse peut produire une prédisposition susceptible d'aboutir à la paralysie générale. Et quand nous étudions nos observations, celles-ci nous montrent que, lorsque l'héréditaire tuberculeux aboutit à la paralysie générale, à cette hérédité s'ajoutent toujours d'autres causes pathogènes puissantes, ainsi que le prouve le tableau suivant :

Tableau VI.

Hérédité tuberculeuse combinée avec :

Arthritisme, excès génésiques, soucis d'affaires........	1 fois
— fatigues, misère, soucis...............:.	1 »
— alcoolisme, traumatisme...............	1 »
Hérédité cérébrale, excès de tout genre............	1 »
Hérédité alcoolique, excès de tout genre.............	1 »
— alcoolique et psychique, fièvre typhoïde et trauma...............................	1 »
Alcoolisme...............................	1 »
Alcoolisme et hérédité mentale................	1 »
— et excès génésiques..................	1 »
— et traumatisme.................	1 »
— et excès de tout genre..................	1 »
— et syphilis...........................	1 »
— et hérédité mentale..................	1 »
Syphilis et hérédité mentale...................	1 »
Fièvre typhoïde et hérédité mentale...............	1 »

Ces causes sont, soit héréditaires: arthritisme, cérébralité; soit acquises : alcoolisme, syphilis, excès de tout genre, etc.

Nous sommes, par suite, amenés à ne pas accorder à l'hérédité tuberculeuse une influence pathogénique importante dans le développement de la paralysie générale chez le descendant.

Cependant, doit-on refuser à cette hérédité toute valeur ? C'est là une question qu'on peut se poser, étant donné ce qu'on sait d'une manière générale sur l'hérédité tuberculeuse, laquelle peut transmettre non seulement un terrain facilement tuberculisable, mais encore un état de moindre résistance de l'ensemble de l'économie, état qui peut, peut-être, atteindre le système nerveux, comme il atteint les autres organes.

C'est là un point de vue sur lequel nous reviendrons plus tard.

CHAPITRE VII.

Sous ce nom, nous désignons les cas dans lesquels on rencontre chez les ascendants des malades, soit une aliénation mentale, soit ces tares morales graves, comme des sentiments de jalousie poussés à l'excès, qu'on confond généralement, au point de vue héréditaire, avec l'aliénation mentale, soit une des grandes névroses, épilepsie, hystérie.

Cette hérédité peut-elle donner naissance chez les enfants à une prédisposition aboutissant à la paralysie générale ?

C'est là une question qui partage encore les auteurs.

Calmeil, Baillarger, Bayle, Marcé, etc., répondent par l'affirmative. Pour eux, la folie et la paralysie générale sont les rameaux d'une même famille.

Au contraire, Lunier, Doutrebente, Ball et Régis, etc., sont d'un avis opposé.

Doutrebente pense que la paralysie générale, survenant chez un héréditaire aliéné ou prédisposé à l'aliénation, est due à des causes autres que la prédisposition héréditaire et qu'il y a là une simple coïncidence et non un rapport de cause à effet.

Ball et Régis ne sont pas moins nets à ce sujet. D'après eux, les paralytiques généraux appartiennent non pas aux familles d'aliénés, mais aux familles de cérébraux, et, s'il existe une hérédité pour la paralysie générale, ce n'est point l'hérédité vésanique ou de la folie, mais l'*hérédité cérébrale* ou, comme dirait Doutrebente, l'*hérédité des tendances congestives*.

Ainsi donc, Hippocrate dit oui, Galien dit non. Voyons, pour nous faire une opinion, ce que disent les observations cliniques.

D'abord, le nombre des héréditaires mentaux et nerveux est

relativement rare dans la paralysie générale. Nous n'en trouvons que 24 sur nos 174 malades, soit 13,2 %. Or, cette proportion n'est pas plus forte que celle de l'hérédité négative.

Ensuite, si l'on jette un coup d'œil sur le tableau ci-dessous, on voit que, chez aucun de nos malades, on ne rencontre l'hérédité mentale et nerveuse seule. Toujours, elle s'accompagne soit d'une autre hérédité, soit de causes acquises, telles que l'alcoolisme et la syphilis.

TABLEAU VII.

Hérédité mentale et nerveuse combinée avec :

Arthritisme et alcoolisme personnel...............	1 fois
— alcoolisme personnel, syphilis...........	1 »
— syphilis, excès divers...............	1 »
Cérébralité................................	3 »
Cérébralité, alcoolisme et syphilis........	1 »
Hérédité alcoolique, alcoolisme personnel............	2 »
— alcoolique, alcoolisme personnel, syphilis.....	1 »
Alcoolisme................................	2 »
Alcoolisme et hérédité tuberculeuse................	1 »
— et excès vénériens..................	1 »
— et tuberculose...................	1 »
— fièvre typhoïde, fièvre d'Afrique...........	1 »
Syphilis................................	5 »
Syphilis et hérédité tuberculeuse................	1 »
Hérédité tuberculeuse et fièvre typhoïde........	1 »
Fièvre typhoïde, chagrins, dysenterie, hémorrhoïdes..	1 »

Enfin, si l'on étudie chacune de nos observations en particulier, on trouve que :

1° Dans les cas où la syphilis existe seule, la maladie revêt les allures de ce que nous avons étudié sous le nom de syphilis cérébrale à forme de paralysie générale. Il semble que, dans ces cas, la prédisposition mentale soit comme un point d'attraction pour la localisation de la vérole du côté du cerveau.

2° Dans les autres, dans ceux où nous retrouvons l'alcoolisme, la cérébralité, l'arthritisme, c'est à ces facteurs qu'il faut rattacher la paralysie générale, ainsi que le démontrent l'allure clinique et la marche de la maladie.

De sorte que nous sommes amenés à admettre que l'hérédité vésanique non seulement n'est pas une cause pathogène de paralysie générale, mais encore qu'elle ne joue aucun rôle étiologique, sauf peut-être celui de cause localisatrice de l'infection syphilitique.

Cependant elle peut, dans certains cas, jeter sa note dans la symptomatologie.

On voit alors le délire avoir une importance, une cohésion, une modalité qu'on ne rencontre pas dans la paralysie générale indépendante de toute hérédité mentale.

C'est surtout au début qu'on constate semblable chose. La maladie revêt alors toutes les allures d'une folie névrose, et c'est comme telle qu'elle est considérée. Ainsi, on voit parfois au début de la paralysie générale éclater un accès d'aliénation mentale héréditaire qui masque l'atteinte organique.

Un exemple de cet ordre de faits nous est fourni par l'observation suivante :

Clap... Guil..., petit-fils d'un suicidique mort d'attaque, fils d'un père cérébral et atteint d'une jalousie réellement morbide et d'une mère excentrique, réalise à un moment donné un accès de lypémanie suicidique. C'est avec ce diagnostic qu'il entre à l'Asile et qu'il en sort, en apparence guéri, sept mois après.

Cependant, bien qu'à ce moment le malade paraisse rétabli, certains troubles intellectuels et physiques nous ramenaient, malgré nous, vers l'idée d'une paralysie générale. Trois mois après sa sortie, cet homme nous revenait en état de stupeur organique due, ainsi que le démontre l'évolution de la maladie, à une véritable paralysie générale.

OBSERVATION XL.

Cla... avait 26 ans lorsqu'au mois d'août 1878 il entra à l'Asile.

Il présentait les signes de la lypémanie avec impulsions suicidiques excessivement intenses et hallucinations de la vue. Il voyait devant lui un échafaud sur lequel montaient ses parents et lui-même, des animaux qui grimpaient sur lui et le suivaient partout. Peu à peu, les différents troubles psychiques qui précèdent disparaissent, et au mois de mars 1879, Cla... pouvait être rendu à sa famille. Les idées délirantes avaient alors complètement disparu ; depuis quelque temps déjà, notre malade était devenu raisonnable et ne présentait plus, au point de vue psychique, qu'un peu d'inertie intellectuelle et de vague dans l'esprit.

Cependant il y avait certains symptômes somatiques qui donnaient à réfléchir. Si l'intelligence restait encore paresseuse, le système musculaire était, lui aussi, engourdi ; les traits du malade étaient étirés, ses yeux étaient creux, un peu éteints ; des congestions passives existaient par plaques au niveau des pommettes ; bref, il n'y avait pas dans la physionomie cette modification heureuse qu'on retrouve dans les cas d'intermission franche d'un accès d'aliénation mentale, et nous songions malgré nous aux rémissions de la paralysie générale.

Trois mois après sa sortie, au mois de juin 1879, Cla.. rentrait à l'Asile, présentant de nouveau les signes de la lypémanie ; mais cette fois, au lieu d'agitation, existait un faible degré de stupeur. Le délire n'a plus la netteté de celui qui existait lors du premier accès, il consiste maintenant en un mélange d'idées de persécutions et d'érotisme ; à certains moments, Cla... se jette sur les gardiens, qu'il accuse d'avoir tué sa femme ; d'autres fois, il nous affirme que, pendant la nuit, des femmes nues viennent autour de son lit. Les idés de suicide n'existent plus ; Cla... est au contraire devenu offensif. Ce délire offre, en outre, une teinte évidente de débilité ; la physionomie a quelque chose d'hébété, les traits sont flasques, le teint pâle et les pommettes arborisées par des stases sanguines.

Au commencement d'octobre, la stupeur s'accroît et va progressivement en augmentant, Cla... passe toutes ses journées assis sur une chaise, la tête fléchie sur le cou ; les muscles fléchisseurs sont contractés et on peut à grand'peine vaincre leur résistance ; aussitôt abandonnée à-elle-même, la tête reprend sa position première ; on est obligé de faire manger le malade, qui mouille et salit sous lui.

Cla... paraît comprendre les questions qu'on lui pose, mais, malgré toutes les stimulations, il répond constamment : « Je ne sais pas ». Il accuse des douleurs au niveau de la nuque. Les yeux sont ternes, sans expression ; la face est légèrement bouffie ; il existe en outre des tremblements fibrillaires des muscles de la face, tremblements très nets à la plus faible contraction musculaire ;

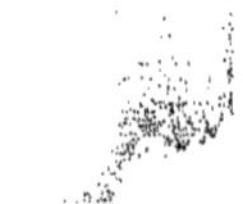

quand on peut obtenir que le malade sorte la langue de la bouche, on constate du côté de cet organe un tremblement généralisé et continu. Une lésion organique du cerveau existe évidemment.

L'état de stupeur qui précède se continue ainsi jusqu'au commencement de février 1880. A ce moment, le délire réapparaît et s'accompagne de quelques idées hypocondriaques peu prononcées. Cla... dit n'avoir plus de dents pour manger. La physionomie conserve l'aspect que nous lui connaissons ; les tremblements de la langue et des muscles des lèvres persistent. Vers la fin du mois, l'agitation s'accentue ; Cla... entend des voix qui lui disent qu'il a quatre enfants qui meurent de faim.

Quelques jours après, apparaissent des idées ambitieuses, revêtant absolument les caractères des idées ambitieuses des paralytiques généraux. Cla... ne parle que de millions, de décorations, d'intelligence supérieure, etc. Ces idées, dont on pouvait trouver les germes chez ce malade dès les premiers jours de février, étaient restées ainsi dans l'ombre pendant près de deux mois. Le malade se plaint de violents maux de tête au niveau du front. Les troubles paralytiques, surtout dans l'articulation des mots, augmentent ; la pupille saine (ce malade a une pupille artificielle) est très dilatée et paresseuse à la lumière.

L'état dont nous venons de parler dure ainsi, avec quelques faibles rémissions, jusqu'au mois de septembre, et fait place à un état de calme avec stupeur, semblable à celui que nous avons décrit plus haut.

Au mois de janvier 1881, les troubles paralytiques se généralisent aux membres supérieurs et inférieurs, l'écriture et la marche révèlent à ce moment un état d'incoordination très net. Pendant le courant de l'année 1881, la paralysie et la démence augmentent faiblement, les idées ambitieuses ne se reproduisent pas, et il n'existe plus chez Cla... qu'un sentiment vague de tristesse et de fatigue.

Au commencement de l'année 1882, ce malade dépérit, et peu à peu l'état général devient très mauvais. Dans la seconde quinzaine de mai, il se produit des vomissements et des phénomènes d'asphyxie que n'expliquen ni l'état du cœur, ni celui des poumons ; le pouls est lent. Ces troubles se rattachent évidemment à une lésion de la base du cerveau, lésion que met nettement en relief, le 27 du mois, un écoulement de pus par l'oreille gauche ; de l'engouement pulmonaire se produit, l'asphyxie augmente, et Cla... succombe le 30 mai

Causes et début de l'aliénation mentale. — L'aliénation mentale de Cla... a éclaté quinze jours environ avant la première entrée de ce malade à l'Asile, par les troubles relatés au début de cette observation ; et, en recherchant les causes de son développement, voici ce que nous trouvons.

Antécédents héréditaires. — Grand-père atteint de lypémanie suicidique, mort d'attaque. Le père avait un caractère excessivement jaloux, et cela à un point tel que cet état pouvait être considéré comme morbide ; il mourut à l'âge de 55 ans d'une attaque.

Un oncle paternel du malade est un ivrogne actuellement dans l'abrutissement ; cet oncle avait un fils qui, au point de vue politique, était excessivement exalté et suivait, en ce qui concerne l'ivrognerie, l'exemple de son père. Ce fils entra en 1880 à l'Asile, atteint de paralysie générale ; il y est mort, emporté par les progrès de cette maladie.

La mère de Cla... est un peu excentrique et emportée.

Le malade a perdu, à la suite de convulsions, deux enfants en bas âge ; il ne lui reste qu'une petite fille de 6 ans, qui a eu des convulsions à l'âge de 5 ans.

Antécédents personnels. — Jeune, Cla... n'a pas eu de convulsions, il était d'un caractère assez doux et soumis ; son intelligence était ordinaire, à l'école cependant il apprenait avec quelque difficulté. La conformation crânienne mérite d'ailleurs d'être signalée : le front est assez peu élevé et sur un plan de beaucoup inférieur à celui de la région occipitale. Les régions pariétales sont un peu aplaties. Cla... apprit le métier de serrurier ; il reçut un jour de la limaille de fer dans un œil, et la blessure nécessita une pupille artificielle.

En grandissant, le caractère de Cla... se modifie ; le malade devient un peu sombre, défiant, s'imagine facilement qu'on ne lui fait pas son droit, etc... Pas d'excès vénériens ; quelques excès de boisson. Comme maladie antérieure, Cla... eut à 18 ans environ une fièvre typhoïde et, pendant la guerre, une dysenterie. Il se marie à l'âge de 20 ans, et cela contre le gré de sa mère, qu'il n'a pas revue depuis. Cette brouille avec sa famille le préoccupait beaucoup ; de plus, lui qui, de par son caractère, avait une grande tendance à la jalousie, eut plus que des sujets de l'être : de là, des inquiétudes continuelles, Cla... se met à boire.

Il y a un ou deux mois, la maison où il travaillait fit faillite ; ce malheur atteignait doublement Cla..., il avait laissé en dépôt dans cette maison une certaine somme d'argent, et, en second lieu, il craignait de se trouver sans travail.

Signalons ce fait : Cla... avait des hémorrhoïdes qui disparurent un mois avant l'invasion de la folie. Cependant rien ne faisait prévoir alors ce qui allait se passer, et ce n'est que quinze jours environ avant son entrée à l'Asile que cet homme fut pris du violent accès d'aliénation mentale dont nous avons indiqué les principaux éléments.

C'est surtout chez les syphilitiques que nous voyons ainsi une véritable folie névrose s'associer aux troubles démentiels et paralytiques.

Dans ces cas on peut voir trois ordres de faits :

1° Pendant l'évolution de la folie névrose apparaissent, à un moment donné, les manifestations cérébrales de la syphilis, qui aboutissent plus tard à une paralysie généralisée (Obs. XLI).

2° Un héréditaire mental débute dans la syphilis cérébrale, qui aboutira comme précédemment à une paralysie généralisée, par un accès de folie ayant les apparences d'une folie névrose.

A propos de la syphilis, nous avons rapporté l'observation d'une malade, la nommée Kort... (Obs. XXXV). Cette malade, pendant près de quatre mois, présenta des alternatives d'agitation avec idées de grandeur et de dépression avec idées de suicide et fut considérée comme atteinte de folie névrose. Au bout de ce temps, des attaques se produisirent, et une paralysie généralisée s'établit.

3° Pendant toute la durée de l'évolution de la syphilis cérébrale, existe un délire qui a toutes les apparences de la folie névrose. De sorte qu'il semble qu'il y ait dans ces cas deux maladies distinctes, une syphilis cérébrale à forme de paralysie générale et une folie névrose (Obs. XLII).

Observation XLI.

Ul..., 31 ans, instituteur.

Hérédité. — *Côté paternel.* Grand'mère hypocondriaque, craignant toujours d'être malade, morte à 80 ans, se soignait constamment.

Grand-père mort à un âge avancé.

Père emporté, colère.

Côté maternel : Mère nerveuse, impressionnable, intelligence lourde. Les émotions produisent chez elle des crises à forme hystérique.

Un frère du malade bien portant, mais timide.

Antécédents personnels. — Fièvre typhoïde à 3 ans. Bonne santé jusqu'à 26 ans. Caractère faible, se laissait facilement entrainer et obséder par quelque idée qui le poursuivait pendant quelques jours de suite. Pas d'alcoolisme. Indécis, se rangeait toujours à l'avis du dernier qui lui parlait. Timidité extrême avec fond de tristesse. Bonté excessive. Modestie poussée à l'excès. Aucune passion.

Syphilis à 25 ans.

Traitement antisyphilitique régulier pendant trois ans environ.

Pas d'accidents. Le malade supprime le traitement, se croyant guéri. Il se marie à 27 ans.

Deux ans après, insomnie, perte d'appétit, violentes céphalées, lésions syphilitiques du cerveau.

Cette observation mérite d'être étudiée dans ses détails, et nous ne pouvons mieux faire pour cela que de donner :

1º Un récit que nous a fait la femme du malade.

2º Une note que nous a envoyée le médecin traitant.

Le récit de Mme Ul... montre nettement l'hypocondrie du début et le commencement de la localisation de la syphilis du côté du cerveau, sous forme d'affaiblissement intellectuel. La note du médecin traitant relate les premières manifestations motrices et sensitives de la syphilis cérébrale.

Récit de Mme Ul...

« Je vais, ainsi que vous me l'avez demandé, essayer de vous retracer exactement et avec le plus de détails possibles les carac-, tères physiques et moraux qui ont accompagné la maladie de mon mari.

»Avant notre mariage, Ul... paraissait jouir d'une parfaite santé, il était frais et rose, assez gai, paraît-il; mais un an ou deux avant il devint triste et commença à maigrir, on attribua cela au chagrin

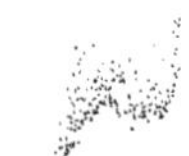

que lui causa la mort de son père. Très douillet, il se plaignait souvent de mille petites douleurs physiques plus ou moins imaginaires. Il avait aussi parfois des idées de suicide, il parlait de se donner un coup de couteau ou de pistolet. Ses amis s'en émurent d'abord, mais, voyant que cela se bornait à de simples réflexions, ils prirent le parti d'en rire et de l'en plaisanter.

»Après le mariage, Ul... continua à se plaindre. Il adorait sa santé, et, comme il continuait à maigrir, la perte de son embonpoint le désolait. Il était toujours devant une glace à examiner ses traits. Le moindre petit bouton l'épouvantait. S'il lisait un de ces almanachs où toutes les maladies analysées sont traitées par un remède souverain, il les étudiait toutes et se reconnaissait invariablement les pronostics de toutes les affections citées : un jour c'était une maladie de foie, le lendemain une gastrite, puis il était poitrinaire, etc. Sa mère, plus effrayée que lui encore, lui tâtait le pouls, l'examinait, le dorlotait, et il se supposait réellement bien malade. Moi, je le raillais impitoyablement, et, comme sa manie était devenue proverbiale parmi ses amis, je lui représentais souvent combien ce ridicule qu'il se donnait à plaisir m'était désagréable. Il se plaignit un peu moins mais resta triste, et, comme je le questionnais sur cette tristesse (été 1885), il me répondit qu'il avait toujours eu l'idée qu'il mourrait à 30 ans, et que la pensée de me quitter le rendait bien malheureux. Il souffrait en me disant cela, c'eût été cruel de le ridiculiser, je le plaignis donc, je le consolai, j'essayai de lui démontrer combien cette pensée était dénuée de fondement ; mais je ne pus entièrement l'arracher de son esprit et jusqu'à sa 30ᵉ année révolue, je dus, à ce sujet, à des intervalles irréguliers, le railler ou le plaindre suivant qu'il me présentait sa marotte sous un jour ou sous un autre.

»Néanmoins, soit que ses idées aient influé sur son état physique ou pour toute autre cause demeurée inconnue, il continuait à maigrir, et bientôt un embarras gastrique se déclara. Je dus alors subir d'interminables sermons de ma belle-mère, qui attribuait à un excès d'amour physique l'état de santé de son fils ; et comme je suis fort peu endurante, je reprochais vivement à mon mari son inertie et le peu de courage qu'il montrait pour me défendre quand sa mère se permettait de semblables indiscrétions. L'intraduisible égoïsme de ma belle-mère m'avait profondément blessée, je ne pouvais lui pardonner de ne pas reconnaître l'amour absolu que je portais à son fils, l'acte de complète abnégation de tout moi que j'avais fait à son bonheur, aussi m'échappait-il parfois quelques paroles aigres que Ul... repoussait doucement. De son côté, ma belle-mère, bonne femme au fond, mais à intelligence assez paresseuse, le fatiguait d'obsessions incessantes, répétant cent fois la même chose, avec l'intention d'éclairer, mais embrouillant de plus en plus la situation. Puis, c'étaient des conseils absurdes, des remèdes de commères, changement de médecin, changement de traitement, j'essayai de m'opposer, mais il fallait céder pour avoir la paix. Après les médecins les devins, les femmes qui disent l'avenir et qui parlent aux morts, etc. D'abord on se cachait de moi; mais quand Ul... fut gagné je dus céder et l'accompagner moi-même à Ca... chez un spirite qui, au moyen de prières, devait le guérir. Ul... pria, s'imagina qu'il guérissait et alla mieux quelque temps ; mais cet homme ayant eu la maladresse de froisser ma belle-mère en lui disant de laisser son fils tranquille, qu'il lui fallait surtout des distractions et le repos d'esprit, il perdit tout son prestige, et nous fûmes envoyés par une devineresse aux eaux d'Alet. J'avais fini par me plier à ces niaiseries et par avoir l'air de les prendre au sérieux ; mais je sentais mon mari redevenir enfant, et petit à petit mon rôle d'épouse se changer en celui de mère. Les vacances 1887 arrivèrent, nous allâmes les passer au village auprès de ses parents et des miens. Nouvelles obsessions, nouveaux ennuis, tourments continuels ; j'étais brisée, j'avais perdu tout courage dans cette lutte entre la raison et d'absurdes superstitions ; je finissais par douter de moi et croire que la mère seule était capable de soigner et de comprendre son enfant. Je promis à ma belle-mère de le décider à prendre un congé, et, le désespoir au cœur, je m'engageai à me séparer de lui pour qu'elle le soigne à son idée... Pendant ces vacances mon frère, qui voyait clairement l'état de Ul..., essaya de m'éclairer sur ma situation. « Tu ne peux plus compter sur ton mari, me dit-il, c'est lui qui doit compter sur toi, travaille, car il ne pourra bientôt plus rien faire; je voudrais me tromper, mais il s'abrutit de plus en plus et avant six mois il sera idiot ou fou, amuse-le, distrais-le, parle-lui de. n'importe quoi, mais ne le laisse pas livré à son inertie, il faut essayer de le tirer de là. Qu'il voyage, qu'il ne voie pas sa mère, ni toi non plus, il faut le changer de milieu». Ces derniers conseils étaient impossibles à suivre, Ul... ne se serait jamais résigné à me quitter pour chercher des distractions, il était même incapable d'en trouver. A ce moment, il s'occupait beaucoup de spiritisme; comme l'essentiel pour moi était de l'entendre parler je flattais sa manie et m'égarais avec lui dans des théories singulières. Je ne croyais pas que cela pût lui porter préjudice, mais lorsque

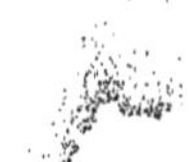

plus tard son délire se peupla de fantômes je l'attribuai à l'influence
du spiritisme. Mon frère m'avait recommandé de le pousser au
travail, principalement à l'étude, j'échouai complètement, rien
ne l'intéressait ; littérature, pédagogie, science, tout l'ennuyait
également ; je lui cherchai des distractions manuelles, je ne fus
pas plus heureuse ; la musique, le chant lui cassaient la tête, la
chasse le fatiguait, il était toujours dans un état d'agitation nerveuse qui faisait croire à la danse de Saint-Guy. C'est surtout au
mois de novembre que s'aggrava la maladie.

» Il prit le congé dont j'ai parlé plus haut, et, bien contres on gré,
il alla le passer à Cla... Au bout d'une dizaine de jours il revint
commençant à loucher ; il avait été consulter un pharmacien en
retraite, qui lui ordonna une friction sur l'épine dorsale avec un
liniment du docteur Chrestien, de plus un dépuratif végétal. A son
retour, il cessa le traitement, alla voir M. B... qui lui ordonna toujours le même remède : l'iodure. Ul.... devenait de plus en plus
taciturne, avait de folles terreurs, dont les sujets variaient de temps
en temps. Il était très original, presque avare ; il perdait peu à
peu la mémoire, s'accusait d'être un misérable indigne de vivre ; il
n'osait s'approcher de moi et repoussait mes caresses et mes con-
solations. Si je le grondais, il tremblait, baissait la tête comme un
enfant. Très difficile à soigner, un jour j'étais obligée de lui cacher
les médicaments, il aurait tout avalé pour guérir plus vite ; le lendemain, il refusait tout et voulait se laisser mourir. Néanmoins, je
triomphais le plus souvent de ses caprices quand j'étais seule; mais,
si sa mère était là, elle m'accusait de sévérité, lui cédait et l'éner-
vait davantage. A cette époque-là, Ul... m'avoua une faute de jeunesse qui lui avait procuré une désagréable maladie, je le consolai
de mon mieux, lui représentant que c'est un malheur commun à
beaucoup de jeunes gens et il devint plus tranquille, il y eut même
au mois de janvier un mieux très sensible ; nous espérions un heureux résultat, mais sa mère revint, recommença à nous agacer tous
les deux, je perdis de mon assurance, et, sous l'empire du mal, mon
mari me faisait les aveux les plus cruels. Il paraissait avoir sa
pleine raison, car sa mémoire, paresseuse en pleine santé et complètement inerte au début de sa maladie, se réveillait tout d'un
coup. Il racontait avec des détails précis et vrais des faits très
anciens. Son intelligence semblait renaître aussi, il comprenait
beaucoup mieux, saisissait avec justesse les réflexions que je lui
faisais. Je me demandais souvent si un travail ne se faisait pas
dans cet esprit paresseux, et j'espérais presque qu'il allait tout-à-

coup devenir un autre homme avec un caractère plus fortement trempé. « Je commence à te saisir, me disait-il un jour, je sens que je te comprends. Tu étais restée pour moi une énigme vivante, mais maintenant je tâcherai de te rendre heureuse comme tu le mérites... et cependant tu vas souffrir, ma Ber.., plus que tu n'as jamais souffert et tu seras plus malheureuse encore, et jamais femme ne l'aura été plus que toi ». Je le consolai, je lui répondis que le malheur ne pouvait m'atteindre tant qu'il voudrait rester auprès de moi et suivre les conseils du médecin. « Je deviens fou, me répondit-il, je suis fou, tu le sais bien, il faudra que tu me fasses enfermer, on te le dit bien, tu verras qu'il le faudra ». Ses folies arrivaient à la suite d'une contrariété, mais il disait avant : « Si vous faites cela je ferai une folie ». D'autres fois à propos de rien il m'appelait et disait : « Ber..., je crois que je vais te faire une folie ». Il parlait ainsi fin février et il avait fait sa classe jusqu'au 23.

» La véritable folie éclata le 1ᵉʳ mars, et c'est seulement le 5 qu'il sentit de mauvaises odeurs, qu'il vit des fantômes et qu'il refusa de prendre aucune nourriture. Je dois relater que vers le 20 février il négligea son médicament et prit très irrégulièrement son iodure, sa mère l'engagea même à le laisser, croyant que ce remède le rendait fou ; l'appétit disparut peu à peu, Ul... devint de plus en plus difficile et original. Le dimanche 4, M. B..., et M. Cav..., docteurs à B..., vinrent lui donner une consultation et me dirent de l'enfermer immédiatement. La nuit qui suivit cette consultation, son frère coucha avec lui, il s'endormit, mais au réveil il le crut mort et cette idée ne le quitta point ; sa mère, il la croyait morte aussi, et, bien qu'ils lui parlassent, il persistait dans sa croyance et les prenait pour des revenants. Il me recommandait de me méfier d'eux, de les fuir, me répétait les propos peu agréables qu'ils avaient tenus à mon sujet et lâchait dans un moment de délire ses secrets qui avaient dû fatiguer son cerveau mal équilibré ».

Note du médecin traitant.

« Lorsque je vis M. Ul... pour la première fois, il y a 6 ans, je constatai qu'il était porteur de plaques muqueuses à la bouche et de condylomes à l'anus. Je lui fis raconter son histoire et il m'avoua qu'il était malade depuis plus de six mois, mais qu'il ne s'était pas soigné régulièrement. Je prescrivis un traitement antisyphilitique approprié (pilules au proto-iodure de Hy.., bains de sublimé) qui fit disparaître rapidement ces accidents secondaires. A partir de ce moment, M. Ul..., s'est soigné régulièrement pendant plus de trois ans et a pris successivement des pilules de Ricord, du sirop de Gibert et de l'iodure de potassium. Depuis lors, il n'a présenté aucun accident syphilitique, mais il y a trois mois environ que ce malade vint me trouver pour me dire qu'il dormait mal, empêché par de violentes douleurs de tête, qu'il avait peu d'appétit, et il ajouta que, malgré mes recommandations, il y avait près de deux ans qu'il n'avait pas pris d'iodure de potassium.

» La vue de cet homme me produisit une impression fâcheuse. Je le trouvai très maigre. La langue était un peu embarrassée, et l'œil gauche était atteint de strabisme. Je prescrivis immédiatement, à prendre dans les 24 heures, une cuillerée de liqueur de Van Swieten et deux gram. d'iodure de K ; augmenter tous les trois jours la dose d'iodure jusqu'au moment où l'on sera arrivé à prendre 6 gram. par jour.

» Sous l'influence de ce traitement, un mieux sensible ne tarda pas à se produire, le strabisme diminua et les idées de tristesse se dissipèrent. Malheureusement, cette amélioration n'a pas persisté, et, depuis quelques jours, les troubles psychiques ont pris une telle intensité que j'ai cru devoir conseiller à la famille de faire interner M. Ul..., à l'Asile ».

Cet homme entrait alors dans cet Etablissement avec le certificat suivant signé de notre Confrère : « Est atteint d'une aliénation mentale principalement caractérisée par des idées lypémaniaques avec tendances au suicide, est très agité et, par suite, très dangereux pour lui-même et la société ».

Nous portions à notre tour le diagnostic suivant : « Présente les signes d'une aliénation mentale organique se traduisant par un délire à forme hypocondriaque, de l'affaiblissement intellectuel et des troubles paralytiques localisés. Cette maladie est de nature syphilitique ».

Il ne peut manger, son gosier est rétréci, sa langue est grosse, il ne peut rester au lit parce qu'il se sent gonfler et qu'il va éclater, il est perdu. Pas d'hallucinations. Egarement. Obnubilation intellectuelle. Affaiblissement de la mémoire.

Il ne peut faire une soustraction. Cependant, quand on le pousse beaucoup, il y arrive. Céphalées profondes et violentes, diurnes et nocturnes.

Physionomie triste et sans expression. Strabisme interne

double. Chute de la paupière marquée à gauche, légère à droite. Dilatation pupillaire gauche. Affaissement des sillons nasolabiaux droits. Parole anonnée et scandée. Pas de tremblements des bras étendus, serre régulièrement. Marche lourde, mais plutôt à la manière du lypémaniaque que du paralysé.

Un traitement antisyphilitique est institué, malgré lequel les troubles paralytiques s'accentuent. C'est d'abord un état parétique très net de la jambe gauche, puis un peu de diminution dans la force des membres supérieurs et surtout une contraction qui se fait par secousses et des troubles très nets dans l'écriture (lettres pâteuses et d'autres mal formées).

La paralysie se généralisait donc. Malgré ce, nous continuons le traitement intensif de la syphilis cérébrale et nous sommes assez heureux pour empêcher la maladie d'aller plus loin et même pour la faire rétrocéder.

La marche devient beaucoup plus régulière. La chute de la paupière diminue, de même le strabisme. L'intelligence, tout en restant atteinte, reprend un peu de sa tonicité. Le délire, qui avait déjà disparu depuis quelque temps, ne revient pas, et cet homme sort amélioré huit mois après son entrée, mais toujours affaibli dans son intelligence et taré dans son système musculaire.

Le traitement antisyphilitique est continué au dehors, et, trois ans après sa sortie, notre Confrère, qui a bien voulu nous donner les précédents renseignements, nous écrit la lettre qui suit :

« Pendant les premiers mois qui suivirent sa sortie de l'Asile, ce malade fut assez bien. Toutefois il ne pouvait pas se livrer à des travaux intellectuels, il était triste et ses sentiments affectifs étaient émoussés.

« Au point de vue somatique, les symptômes paralytiques étaient atténués, le strabisme était moins prononcé, la parole était plus nette. Il pouvait faire d'assez longues marches sans fatigue, et il s'occupait une partie de la journée à bêcher au jardin. Bon appétit, bonnes digestions. Traitement antisyphilitique.

» M. Ul... resta dans cet état pendant sept ou huit mois, puis tout à coup un véritable effondrement se produisit, et, en quelques semaines, il présenta tous les symptômes de la démence paralytique à sa dernière période : amaigrissement considérable, eschares au sacrum et enfin mort dans le marasme ».

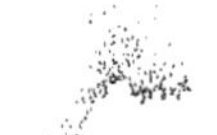

Observation XLII.

Cont... âgé de 36 ans, en observation depuis trois ans déjà, est un syphilitique cérébral dont la maladie a débuté par des céphalées, de l'aphasie, du ptosis et un léger strabisme.

Malheureusement, la nature syphilitique ne fut pas reconnue dès le début, et, lorsque nous le vîmes, à côté des lésions syphilitiques et créées par elle, existaient déjà des lésions banales.

Par le traitement antisyphilitique, en effet, régulièrement appliqué, nous faisons disparaître toutes les poussées de syphilis cérébrale aiguë, poussées fréquentes et qui se traduisent par du ptosis, de l'aphasie, une hémiplégie, une paraplégie, de l'ophtalmoplégie externe et interne. Cependant la paralysie n'en continue pas moins sa marche envahissante, et aujourd'hui cet homme a une paralysie généralisée avec démence et idées de grandeurs.

En même temps qu'Empereur franco-russe, que millionnaire, châtelain, etc., Cout... est un persécuté, et il est même à peu près constamment absorbé par ses idées de persécutions. Il entend la voix de sa femme qui l'appelle. Il entend aussi d'autres de ses parents et il veut s'en aller. Le médecin a, dit-il, des rapports avec sa femme et il devient menaçant envers lui, lui disant: « Tu me la paieras ! » Il refuse souvent de manger et ne veut pas prendre ses médicaments de crainte d'être empoisonné.

Ces idées de persécutions s'accompagnent jour et nuit pour ainsi dire d'un état de surexcitation. Le jour, il est inquiet, pleure, va et vient, répond à ses voix. La nuit, il se lève, est dévoré par la jalousie et veut aller empêcher qu'on viole sa femme.

Ce délire des persécutions a toutes les allures de celui qu'on rencontre dans la folie névrose, et il existe au début de la maladie. De sorte que, chez cet homme, il semble qu'il y ait réellement deux choses, une folie névrose et une syphilis cérébrale à forme de paralysie générale.

Cette association se comprend d'ailleurs de par l'hérédité. Le père de M. Cout... était excessivement jaloux, a rendu sa femme très malheureuse. La mère est cancéreuse.

Ces observations démontrent donc bien : 1° que l'hérédité mentale et nerveuse ne joue aucun rôle étiologique et pathogénique dans la réalisation de la paralysie générale ; 2° que cette hérédité peut apporter sa note dans le concert symptomatique.

CHAPITRE VIII.

INFECTIONS AIGUES.

Nous retrouvons parfois notées dans les antécédents de nos paralytiques généraux des maladies infectieuses et, en particulier, la fièvre typhoïde.

Ces maladies infectieuses ont apparu dix ans, quinze ans, vingt ans et plus, avant l'éclosion de la maladie, et il est expressément noté dans les renseignements qu'elles n'ont rien laissé après elles.

Evidemment, à moins qu'on ne veuille juger, en se basant sur le *post hoc, ergo propto hoc*, ces observations ne peuvent servir pour la recherche des rapports pathogéniques entre les maladies infectieuses et la paralysie genérale.

Encore, si ces maladies infectieuses étaient fréquentes, les passionnés de la statistique pourraient arguer de cette fréquence : mais nous les trouvons relatées très peu souvent.

Nous possédons cependant dix cas qui nous permettent d'étudier ces rapports, bien que dans ces dix cas à l'infection s'ajoutent d'autres causes, comme le prouve le tableau suivant :

Tableau VIII.

Fièvre typhoïde, arthritisme, hérédité cérébrale, alcoolique..	1 fois
Fièvre typhoïde, arthritisme, hérédité cérébrale, excès de boisson...	1 »
Infection aiguë, cérébralité......................................	3 »
Fièvre typhoïde, hérédité tuberculeuse et psychique, trauma..	1 »
Fièvre typhoïde, alcoolisme, hérédité mentale, fièvre d'Afrique..	1 »
Paludisme, Alcoolisme...	1 »
Fièvre typhoïde, hérédité tuberculeuse et mentale.....	1 »
Fièvre typhoïde, hérédité mentale, dysenterie, chagrins, hémorroïdes...	1 »

Ces dix cas se divisent en trois groupes.

1° Dans un premier, l'infection ne joue pas le rôle de cause pathogène essentielle, mais, trouvant un terrain plus ou moins prédisposé, elle joue le rôle de cause déterminante ou provocatrice.

2° Dans un second, elle crée une prédisposition qui, sous l'influence d'autres causes, aboutit à la paralysie générale.

3° Dans un troisième, on peut se demander si elle ne joue pas, dans la constitution de la paralysie générale, le rôle de cause pathogène.

I.

1° *Premier groupe.* — *Infections jouant le rôle de cause provocatrice ou déterminante.*

a) *Cause provocatrice.* — Nous avons, à propos de la paralysie générale diathésique (obs. xi), publié l'observation d'un malade qui, déjà taré dans son intelligence, réalise à 45 ans une première fluxion de poitrine avec délire. Consécutivement, les troubles intellectuels s'exagèrent. Un an après, nouvelle fluxion de poitrine avec délire et alors s'établit nettement une paralysie générale.

b) *Déterminante.* — Dans l'observation qui suit, si l'infection ne peut être considérée comme la cause essentielle, la malade étant une prédisposée cérébrale, elle nous paraît avoir déterminé la maladie.

Observation XLIII.

Guiz... est une héréditaire cérébrale. Son grand-père, son père sont morts d'attaques et son grand-oncle paternel vit encore, mais il est paralysé. Le côté maternel est indemne de toute tare héréditaire.

De naturel toujours triste, cette femme n'a jamais fait d'excès, n'a pas eu de maladies vénériennes,

A 41 ans 1/2, elle a une violente attaque d'influenza. La convalescence est longue, trois ou quatre mois. A 42 ans, on remarque une modification du caractère, de la perte de la mémoire, et, peu à peu, le délire s'exagère ; la malade est apeurée, elle prête souvent l'oreille, comme si elle entendait des voix, elle s'imagine que ses voisins lui font des misères, elle a des troubles dans la parole et, à 43 ans, elle entre à l'Asile. Nous portons le diagnostic de démence paralytique.

Très égarée, elle va d'un côté et de l'autre, effarée, elle se met tout d'un coup à crier : « on ne me tuera pas », refuse de manger parce qu'on veut l'empoisonner, pleure, va et vient constamment et a des accès d'agitation pendant lesquels elle se congestionne et serait même méchante.

Insomnies fréquentes.

Perte de la mémoire, relâchement des traits sans prédominance d'un côté, tassement de tout le corps avec un peu d'entraînement du côté gauche, marche traînante, lourde, se tient très difficilement sur une jambe, tremblements des extrémités supérieures étendues, troubles très marqués dans l'articulation des mots. Athéromasie. Pupilles paresseuses, égales. Réflexes un peu diminués. Dans les mois qui suivent, les troubles paralytiques s'accentuent, les forces diminuent, l'agitation, l'égarement, l'apeurement restent les mêmes.

Cinq mois après l'entrée, attaque suivie d'hémiplégie et d'exagération des troubles paralytiques et démentiels. Ne peut plus se porter, garde constamment le lit, s'agite, pleurniche, déchire, et un mois après, de nouvelles attaques se produisent qui l'emportent.

Si, quittant les observations recueillies dans notre milieu hospitalier, nous nous reportons à la pratique ordinaire, nous retrouvons des cas qui parlent dans le même sens que le précédent.

Nous observons, en ce moment, un individu prédisposé par une hérédité dégénérative qui, sous l'influence d'une atteinte d'influenza, réalisa les troubles suivants : état neurasthénique depressif très marqué, impossibilité de se remettre et de travailler ; parfois, à la suite du traitement, une certaine amélioration semble se produire, puis, au bout de quelques jours, cet homme retombe. Pendant plus de deux ans, il est ainsi soigné

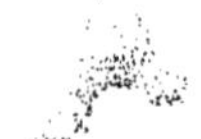

pour neurasthénie par son médecin traitant qui nous l'envoie, en nous signalant cet état de dépression.

Nous l'examinons et nous constatons nettement l'existence d'une démence paralytique sans délire, sauf quelques idées hypocondriaques.

II.

2° *Deuxième groupe.*— *L'infection crée une prédisposition qui, sous l'influence d'autres causes, réalise la paralysie générale.*

Observation XLIV.

Caza... a une hérédité psychique marquée et une hérédité alcoolique paternelles.

D'une sobriété exemplaire, il n'a pas fait d'excès, n'a pas eu de syphilis et a toujours été d'un caractère vif.

A 17 ans, il réalise une fièvre typhoïde grave et longue. Cette maladie laisse très nettement après elle des modifications du caractère.

A partir de ce moment, il devient excessivement violent et va un jour jusqu'à frapper un de ses professeurs; s'il ne fut pas renvoyé du Lycée, ce fut grâce à l'intervention du médecin qui invoqua sa maladie antérieure.

Il fait ses études en médecine et continue à se montrer toujours très exalté; il court les femmes. Il fait plusieurs chutes de voiture.

A 40 ans, à la suite d'une de ces chutes, il a des vertiges et des idées tristes. On porte le diagnostic de gastro-entérite et de bruit de caille au cœur. On le soigne pour cette maladie, et il court de station balnéaire en station balnéaire.

A 41 ans, à la suite de fatigues physiques et d'émotions morales, il entre à l'Asile avec le diagnostic de paralysie générale.

Nous n'insistons pas sur l'évolution de cette maladie. Il meurt d'attaque au bout de quelque temps, et, à l'autopsie nous rencontrons les lésions ordinaires de la paralysie générale avec pachyméningite.

Chez ce malade, prédisposé déjà par une certaine hérédité, une fièvre typhoïde modifie le caractère, exagère la prédisposition, et celle-ci, sous l'influence de nouvelles causes, aboutit à la paralysie générale.

A propos de l'arthritisme, nous avons rapporté l'observation de B... (Obs. I).

Cet homme, rhumatisant, à attaques multiples, fait, à l'âge de 49 ans, une fièvre typhoïde à forme cérébrale. Cette fièvre laisse après elle des maux de tête, des fatigues cérébrales faciles et des tremblements musculaires.

A 50 ans, B... a une nouvelle poussée de rhumatisme qui exagère les maux de tête, les congestions encéphaliques et les tremblements, et bientôt éclot une paralysie générale.

Ici, la fièvre typhoïde a bien joué le rôle de cause prédisposante, ainsi que le prouvent les manifestations qui l'ont suivie.

III.

3° *Troisième groupe.* — Divers auteurs publient des observations dans lesquelles il semble que certaines maladies infectieuses aiguës (influenza, dothiénentérie) ont pu, de toute pièce, créer sur un terrain vierge la paralysie générale.

Mais, lorsqu'on lit ces observations, l'esprit reste indécis ; les unes sont incomplètes au point de vue des renseignements héréditaires et personnels, les autres laissent des doutes sur la réalité d'une véritable paralysie générale.

Nos observations personnelles nous laissent aussi hésitants. Si bien que nous devons laisser ouverte encore la question de savoir si réellement les maladies infectieuses aiguës sont susceptibles ou non de produire par elles seules la paralysie générale.

Nous relaterons cependant un cas qui nous paraît intéressant à ce sujet.

C'est celui d'un héréditaire tuberculeux et psychique qui n'a pas réalisé la tuberculose pour son compte personnel, mais qui a bien probablement ressenti les effets de la tuberculose agissant comme maladie générale ; il était, en effet, artério-scléreux dès l'âge de 52 ans.

Cet homme, d'une intelligence peu développée, a fait, à 30 ans, une fièvre typhoïde grave avec délire intense. Depuis lors, il a des maux de tête périodiques, qui, sans autre cause connue, prennent, à l'âge de 51 ans et 9 mois, une intensité très grande, et bientôt apparaît un délire hallucinatoire avec idées de tristesse et de persécution.

A 52 ans, il entre à l'Asile avec le diagnostic de démence, idées de persécution et troubles paralytiques tendant à la généralisation.

Voici d'ailleurs son observation :

Observation XLV.

Hérédité.— *Côté paternel*: Grand-père et grand'mère morts âgés. Ascendante éloignée aliénée.
Père original, exalté, mort à 75 ans d'une fluxion de poitrine.
Deux oncles paternels morts âgés, des enfants en bonne santé.
Tous les parents sont originaux et côtoient la folie.

Côté maternel ; Grand-père robuste, mort à 95 ans.
Grand'mère morte très jeune de la poitrine.
Mère intelligente, morte à 76 ans.
Avait deux frères qui se portaient bien, morts tous deux pendant une épidémie.

Collatéraux. — Une sœur morte de la poitrine,
Un frère original, toqué, mort tuberculeux, laissant trois enfants dont un mort tuberculeux et les deux autres de faible constitution.
Un second frère à demi-aliéné, a deux enfants, dont l'un est tuberculeux.
Un autre enfant robuste et intelligent.

Prédisposition. — Original, vif, emporté, avec intelligence peu développée. Pas d'excès. Pas de syphilis.
A 30 ans, fièvre typhoïde grave avec délire. Depuis lors, maux de tête périodiques qui, à 51 ans 9 mois, prennent une intensité très grande et deviennent plus continus, sans toutefois présenter les signes de la céphalée syphilitique.
Puis bientôt, délire des persécutions ; s'imagine qu'on s'occupe de lui, qu'on veut le voler ; ses voisins font des trous dans le mur de sa maison pour lui enlever son blé, son huile.

Se levait la nuit, craignant qu'on le vole.

S'imaginait que des malfaiteurs le poursuivaient.

Hallucinations de la vue : il voit des moutons, des chèvres qui lui mangent ses vignes. Moments de tristesse où il était sombre et parlait de se tuer. Entendait des gens qui l'injuriaient. La nuit, on lui frappait sur la tête ; faillit tuer sa femme à coups de fourche, prétextant qu'elle s'entendait avec ses ennemis pour le voler.

A 52 ans, entre à l'Asile avec le diagnostic suivant : idées de persécutions, démence et troubles paralytiques tendant à la généralisation. Même délire que précédemment. Inquiétude, hallucinations de l'ouïe, de la vue, apeurement. Affaiblissement de l'intelligence, bégaiement, nasonnement, faiblesse dans les membres supérieurs. Les jambes ne peuvent plus le porter. Le malade se rend compte, jusqu'à un certain point, de son état.

Agitation, inquiétude, égarement, idées de peur, s'imagine en voyant des hommes porter des fagots et du charbon, qu'on va le brûler.

Agitation nocturne, se lève, parle, tripote son lit, oublie de s'habiller.

Ramasse des chiffons, du papier, prétendant que ce sont des billets de banque. Pleure sans motif, rode d'un côté et de l'autre. A certains moments, il est surexcité, pleure alors beaucoup, puis a des faiblesses et succombe à de l'asystolie, trois ans environ après son entrée.

Artério-sclérose.

Mais, si nous ne pouvons dire que les maladies infectieuses aiguës sont susceptibles de créer de toutes pièces la paralysie générale, nos observations nous amènent à affirmer qu'elles peuvent avoir un rôle important. Ici, elles créent une prédisposition, qui, sous l'influence d'autres causes, aboutira à la démence paralytique ; là, elles jouent le rôle de cause déterminante on simplement provocatrice.

Lorsque le rôle étiologique de la maladie infectieuse est considérable, nous sommes frappés de ce fait, que cette maladie donne naissance d'abord à des phénomènes de dépression (neurasthénie simple, ou neurasthénie avec idées lypémaniaques), phénomènes de dépression qui aboutissent ou bien à un délire nettement hallucinatoire avec idées de persécutions ou de tris-

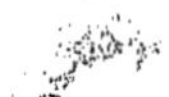

tesse, ou bien progressivement à un état démentiel et paralytique.

Ce qui nous frappe encore dans ces mêmes observations, c'est que les paralytiques généraux sont des artério-scléreux, si bien qu'on peut se demander si c'est la maladie infectieuse qui a créé l'artério-sclérose, ou bien si, chez les diathésiques en particulier, elle a fait naître plus précocement l'artério-sclérose et l'a localisée ensuite du côté du cerveau.

CHAPITRE IX

TRAUMATISME.

Sur nos 174 observations, nous rencontrons 14 fois le traumatisme, soit dans 8 %, des cas.

Cette proportion est faible et, de plus, jamais nous ne le rencontrons seul. Il est toujours associé à une ou plusieurs causes et parfois, ainsi que le démontre le tableau ci-dessous, à des causes pathogéniques puissantes, telles que les hérédités cérébrale et arthritique et l'alcoolisme personnel.

TABLEAU IX.

Traumatisme combiné avec

Arthritisme, hérédité tuberculeuse, alcoolisme........	1 fois
Cérébralité, hérédité alcoolique.....................	1 »
— alcoolisme.	1 »
— excès génésiques.....................	1 »
Hérédité alcoolique, hérédité tuberculeuse et psychique, fièvre typhoïde...............................	1 »
Hérédité alcoolique, alcoolisme personnel............	2 »
Alcoolisme et hérédité tuberculeuse.................	1 »
Alcoolisme...	3 »
— et tabagisme.......................	1 »
Syphilis...	1 »
Insolation et excès de travail......................	1 »

Aussi, est-il difficile de dégager l'influence exacte de cette cause.

Cependant on peut y parvenir par l'étude attentive des faits ; on voit alors cette influence être différente suivant les cas.

I.

Parfois, le traumatisme crée une prédisposition qui, sous l'action d'une autre cause, aboutira à la paralysie générale.

OBSERVATION XLVI.

Jourd..., sur lequel ne pèse qu'une faible hérédité rhumatismale et tuberculeuse et qui ne présente aucune prédisposition, est un maquignon qui a mené une vie assez régulière. Pas de syphilis. A l'âge de 48 ans, il fait une chute d'omnibus d'une hauteur de trois mètres environ. La roue lui froisse les côtes et, à partir de ce moment, son caractère change. Il devient violent, irritable, la moindre contrariété le rend furieux, et il se manifeste chez lui une véritable appétence pour les boissons, principalement pour l'eau-de-vie. Sous l'influence de ces excès, se réalise une paralysie générale qui nécessite son internement à l'Asile. Cet internement eut lieu six ans après la chute, et les troubles paralytiques ne sont apparus que quelques mois avant l'entrée.

Dans ce cas, si l'alcoolisme peut être regardé comme la cause la plus importante de la maladie, il nous paraît cependant indéniable que le traumatisme a créé une prédisposition.

II.

D'autres fois, et ce sont les cas les plus fréquents, le traumatisme ne fait que mettre en activité une prédisposition prête à éclore.

C'est ce qui est arrivé chez cinq de nos alcooliques. Chez ces individus, le terrain était tellement préparé qu'immédiatement, pour ainsi dire, le traumatisme a été suivi du développement de la paralysie, et, celle-ci, une fois réalisée, a été marquée des stigmates de la paralysie générale alcoolique. L'observation suivante en fait foi.

OBSERVATION XLVII.

Fo..., que nous observons encore, avait 53 ans lorsqu'il est entré à l'Asile. Depuis l'âge de 18 ans, il fait des excès considérables d'alcool, absinthe et eau-de-vie. Ces excès avaient produit chez lui une méchanceté très marquée, de la négligence dans son travail, et son système nerveux était tellement imprégné d'alcool que dans les derniers temps la moindre dose produisait l'ivresse.

Dans cet état de réceptivité, il fait une chute de voiture, sa tête porte sur le sol. Immédiatement après, sa langue s'embarrasse et, le surlendemain, se produit une attaque apoplectiforme suivie d'hémiplégie droite qui disparaît bientôt. Il a, en outre, un tel état vertigineux qu'il ne peut sortir seul ; un délire hallucinatoire revêtant les caractères du délire alcoolique se produit, des idées de persécutions apparaissaient et, trois mois après, il entraità l'Asile, paralytique général.

Depuis plusieurs années que nous suivons cet homme, il s'est produit chez lui des rémissions incomplètes, suivies de nouvelles poussées pendant lesquelles réapparaît le délire hallucinatoire et de persécution du début. De plus, des troubles divers de la sensibilité générale, de l'ataxie des mouvements, de l'irritabilité indiquent toujours l'origine alcoolique de la maladie.

Chez un autre de nos malades, ce n'est pas l'alcoolisme qui a préparé le terrain, mais une sénilité due à l'arthritisme.

A propos de l'arthritisme, nous avons rapporté l'observation de Carl... J... (obs. II), qui, à l'âge de 66 ans, tombe d'une charrette. La roue lui fait une blessure au crâne; immédiatement après, l'intelligence baisse, le système musculaire s'affaiblit et, plus tard, apparaît de l'agitation, qui nécessite son admission à l'Asile.

Dans ces cas, évidemment, le traumatisme ne joue que le rôle de cause provocatrice. C'est de la même façon que, chez un de nos malades, le traumatisme a localisé la syphilis du côté du cerveau et a créé ainsi une syphilis cérébrale à forme de paralysie générale.

III.

Mais il n'en est pas toujours ainsi, et l'influence du traumatisme peut être beaucoup plus puissante. Il joue alors le rôle de cause déterminante.

Observation XLVIII.

Dom... est le petit-fils d'une grand'mère devenue démente par ramollissement vers l'âge de 58 ans et le fils d'un père, homme sanguin et puissant, mort d'une attaque à 58 ans.

Intelligent, sobre, n'ayant jamais eu la vérole, et, sauf une forte complexion et un cou court, il ne présente pas d'autres stigmates de la cérébralité. A l'âge de 39 ans, il est renversé par un fiacre qui lui passe sur le corps et sur la tête. Pendant une heure et demie, il reste sans connaissance. A partir de ce moment, perte de la mémoire, un peu d'aphasie, puis, plus tard, troubles du langage, idées lypémaniaques, veut se suicider, devient méchant, veut aller coucher avec sa mère, tapage la nuit et entre à l'Asile trois ans après dans un état de paralysie générale déjà avancée.

Ce rôle paraît plus considérable encore dans l'observation suivante :

Observation XLIX.

Vigui... est un homme sur lequel ne pèse qu'une faible hérédité. Sa mère est morte d'une attaque d'apoplexie à 66 ans et son père buvait.

D'une intelligence ordinaire, d'un caractère doux et facile, il n'a pas eu la syphilis et n'est pas alcoolique. Cependant il buvait un peu.

A 34 ans, il fait une chute sur des rails, et un wagonnet lui passe sur la face interne de l'orbite, lui contusionnant la partie latérale du crâne. Que s'est-il passé exactement? Nous ne le savons. Les renseignements nous disent seulement qu'il reprend son travail au bout d'un mois, mais son caractère s'est modifié, il devient irascible, s'emporte à la moindre des choses, est jaloux de sa femme, qu'il accuse d'aller avec des voisins et qu'il menace.

A 36 ans, il est pris d'un délire hallucinatoire. Il voit des individus qui veulent lui faire du mal, est apeuré, craint que sa femme l'empoisonne. Ce délire disparaît au bout d'un mois. Mais on remarque une diminution de l'intelligence et de l'embarras de la parole. Il commence à faire des dépenses exagérées.

A 36 ans et 9 mois, un nouvel accès d'agitation offensive se produit, il veut tuer sa femme, et à 37 ans il entre à l'Asile. On porte le diagnostic de paralysie générale.

L'intelligence est profondément atteinte. Vigui... ne répond pas directement aux questions qu'on lui pose, il est agité, sans idées de grandeur, de gaieté ou de tristesse. Il nasone, sa langue tremblote, la force des membres supérieurs est diminuée. Pas de tremblements des extrémités étendues. Quand on le fait marcher, le départ est difficile, la démarche est lourde, hésitante, il a de la peine à se retourner, bute souvent du pied droit. Il a de violentes crises d'agitation pendant la nuit, paraît effrayé, entend marcher des gens au-dessus du plafond, dit qu'on lui vole de l'argent, est inquiet, égaré. Il a de temps en temps des vertiges à la suite desquels la paralysie augmente surtout du côté droit; la démence et la paralysie font des progrès, et, trois mois et demi après son entrée, cet homme meurt de pleuro-pneumonie.

Certes, le système nerveux de Vigui... n'est pas vierge. Sans être alcoolique, cet homme buvait, et il existait chez lui une prédisposition héréditaire.

Mais, ni les excès de boissons, ni la tare nerveuse, n'auraient suffi pour produire à elles seules la paralysie générale, et tout démontre que le traumatisme en est la cause principale.

Par conséquent, si toutes nos observations montrent que le traumatisme a besoin, pour produire la démence paralytique, de trouver un terrain plus ou moins préparé, il peut, dans certains cas, être la cause principale de la maladie.

Ce qui nous frappe quand il en est ainsi, c'est qu'il se passe un temps assez long entre l'application du traumatisme et le développement de la paralysie générale. Ainsi, chez Vigui..., il a fallu deux ans, et dans deux autres observations, il a fallu le même laps de temps ou davantage encore.

CHAPITRE X

EXCÈS DIVERS.

Nous avons réuni, sous le nom d'excès divers, des facteurs d'ordre multiple. Ce sont :

1ᵉ Des excès de tous genres ; excès de femmes, de boisson, de jeu, surmenage intellectuel, etc. ;

2° Des excès génésiques ;

3° Des excès de boisson ;

4° Le tabagisme ;

5° Ce sont encore, bien que notre tableau ne les indique pas, les chagrins, les préoccupations morales, la misère physiologique.

Un simple examen de ces facteurs réunis ci-dessous montre qu'aucun d'eux ne se retrouve seul dans l'étiologie de la paralysie générale ; toujours on rencontre, en même temps qu'eux, une des grandes causes pathogènes que nous avons étudiées précédemment : arthritisme, cérébralité, alcoolisme.

Tableau X.

A. *Excès de tous genres, combinés avec :*

Arthritisme, hérédité vésanique, syphilis..............	1 fois
Cérébralité, hérédité tuberculeuse....................	1 »
Cérébralité..	1 »
Hérédité alcoolique et hérédité tuberculeuse..........	1 »
Alcoolisme et hérédité tuberculeuse..................	1 »
Alcoolisme...	2 »
Traumatisme et tabagisme............................	1 »

B. *Excès génésiques combinés avec :*

Arthritisme et hérédité cérébrale........................... 1 »
— et hérédité cérébrale, excès de boissons.. 1 »
— hérédité cérébrale; alcoolisme............ 1 »
— hérédité alcoolique, alcoolisme personnel. 1 »
— hérédité tuberculeuse, soucis d'affaires... 1 »
Cérébralité... .... 1 »
Cérébralité et alcoolisme................................. 1 »
— et excès de boisson........................ 1 »
— et traumatisme............................ 1 »
Hérédité alcoolique et syphilis........................... 1 »
Alcoolisme et hérédité tuberculeuse...................... 1 »
— hérédité mentale.......................... 1 »
— syphilis.................................. 1 »
— travail intellectuel....................... 1 »

C. *Excès de boisson combinés avec :*

Arthritisme et hérédité cérébrale.. .... 1 »
— hérédité cérébrale, excès génésiques..... 1 »
— hérédité cérébrale, fièvre typhoïde....... 1 »
Cérébralité, excès génésiques et tabac................. 1 »
Syphilis et surmenage.................................. 1 »
Traumatisme et tabagisme.............................. 1 »

D. *Tabagisme combiné avec :*

Arthritisme et alcoolisme............................... 1 »
Cérébralité, excès de boissons, excès génésiques........ 1 »
Alcoolisme et traumatisme... .... 1 »

Même réunis à plusieurs, ils ne paraissent pas pouvoir produire la paralysie générale. Une fois cependant, il semble qu'il en a été ainsi, et, dans ce cas unique, les excès de boissons combinés au traumatisme et au tabagisme, paraissent avoir suffi.

Mais, étudions séparément chacun de nos groupes.

1° *Excès de tous genres.* — Huit paralytiques généraux seulement sur 174 malades, se seraient livrés à ces excès. Leur nombre est évidemment plus considérable, mais la plupart d'entre eux, ont été classés parmi les alcooliques parce qu'ils étaient nettement alcooliques. Ce chiffre, si minime de 8, ne plaide donc pas contre l'idée que les excès divers ont une action étiologique. Cette action nous paraît même parfois être puissante. S'ils ne peuvent pas, par eux seuls, créer la paralysie générale, ils peuvent être une cause lorsqu'ils trouvent un terrain préparé. Cela se comprend, car ils agissent dans le même sens que la cause pathogène qui a préparé ce terrain; ils ont, comme elle, les mêmes tendances dégénératives et congestives.

2º *Excès génésiques*. — Notre maître, Cavalier, attribuait une très grande part, la part capitale même, aux excès génésiques dans la réalisation de la paralysie générale. Malgré le profond respect que nous avons pour sa mémoire, l'observation des faits nous empêche de partager sa manière de voir.

En effet, cette observation nous montre :

a) Que les excès génésiques sont loin d'être constants chez les paralytiques généraux. Nous ne les trouvons notés dans notre tableau que 14 fois sur 174 malades. Certes, ils existent plus souvent, mais ils n'ont été réellement marqués que chez 14 d'entre eux.

b) Que ces excès génésiques n'existent jamais seuls.

Est-ce à dire qu'ils n'ont aucune influence étiologique? loin de là. Nous pensons qu'ils peuvent, lorsque le terrain s'y prête, avoir une action puissante, en désorganisant la cellule et en congestionnant le système nerveux central par un mécanisme identique à celui que nous voyons réalisé par les excès de tous genres.

3° *Excès de boisson*. — L'influence étiologique de ces excès est évidente, nous l'avons montré à propos de l'hérédité cérébrale. Nous avons vu, en effet, des cérébraux dont la cérébralité en quelque sorte augmente à la suite de chaque excès de boisson, mais cette influence est évidemment secondaire ; nous n'avons pas à revenir sur ces faits que nous avons soigneusement établis antérieurement.

4° *Surmenage intellectuel*. — Le surmenage intellectuel ne nous paraît avoir qu'une influence très peu importante dans la

11

réalisation de la paralysie générale. Nous le notons dans quatre cas, et encore le terrain est-il préparé déjà par la cérébralité et l'arthritisme. Or, dans ces cas, les prédisposés ne supportent pas les excès de travail intellectuel, et cela se comprend, puisque nous avons montré que, parfois, la tare du système nerveux, traductrice de l'action de l'arthritisme et de la cérébralité, dénotait une facile fatigue intellectuelle et une moindre résistance à l'action de certaines causes. Dans ces cas, mais dans ces cas seulement, le surmenage intellectuel nous paraît pouvoir avoir une réelle importance étiologique.

5° *Causes morales*. — Nous ne dirons rien des causes morales que nos observations nous montrent pouvoir jouer le rôle de causes occasionnelles. Nous nous sommes d'ailleurs déjà expliqués à leur égard.

A propos de l'arthritisme, nous avons montré ces causes localisant du côté du cerveau le travail diathésique ; à propos de la cérébralité et de l'alcoolisme, nous avons vu ces mêmes causes pouvoir provoquer l'éclosion de la maladie.

Ne peuvent-elles pas agir, dans certains cas, plus profondément ? Nous n'avons pas, pour ce qui concerne la paralysie générale, d'observations bien nettes à ce sujet. Mais, lorsque nous étudions les aliénations mentales organiques par lésions localisées, comme la *démence mélancolique*, nous rencontrons des faits où il est difficile de s'expliquer le développement de ces lésions, si on n'admet pas que les peines morales, agissant chroniquement sur le cerveau, peuvent déterminer l'usure organique de la cellule nerveuse et l'inflammation cérébrale, et cela sans qu'il y ait une prédisposition marquée, chez de simples héréditaires tuberculeux, par exemple.

Mais, nous le répétons, nous n'avons pas constaté de faits de cet ordre pour la paralysie générale.

Nous en dirons autant pour la *misère physiologique*.

Quant au *tabagisme*, nous ne nous croyons pas en droit, avec nos seuls cas, de juger l'importance de son influence étiologique.

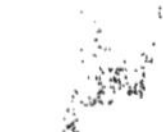

Cette influence serait faible, très faible même, si nous en croyons nos observations. Nous craignons que ce facteur n'ait pas toujours été recherché et indiqué.

En résumé, si les excès divers que nous venons d'étudier ne jouent pas le rôle de cause pathogène, ils peuvent avoir cependant une réelle importance étiologique, lorsque le terrain est déjà préparé par une cause pathogène.

Ils agissent en dégénérant la cellule et en congestionnant le système nerveux.

CHAPITRE XI.

Nous ne retrouvons l'ataxie locomotrice comme facteur étiologique que dans deux cas, et ni l'un ni l'autre ne nous permettent de regarder cette maladie comme une cause de paralysie générale.

Dans l'un, ataxie locomotrice et paralysie générale sont les manifestations d'une même cause, l'alcoolisme. Bien que les premières manifestations de l'ataxie locomotrice se soient montrées un an avant l'apparition de la paralysie générale, celle-ci a toutes les allures de la paralysie générale alcoolique.

Dans l'autre, que nous avons eu le tort de ranger dans la paralysie générale, nous voyons cette ataxie être le point de départ de poussées délirantes, avec apparence d'affaiblissement intellectuel et troubles paralytiques, n'aboutissant pas à la paralysie générale. Deux fois, nous avons assisté à semblables poussées, et deux fois nous les avons vues disparaître ; le malade redevient simplement un ataxique.

Voici ces deux observations.

OBSERVATION L.

Mad..., 39 ans, scieur de long. Hérédité négative.

Intelligent. Pas de syphilis. Fatigues de la campagne de 1870. Excès considérables de boisson (1/2 litre d'absinthe par jour). Excès de tabac; fièvres intermittentes pendant son congé.

A 36 ans : Ataxie, douleurs fulgurantes, douleurs en ceinture, dyspepsie, vomissements, troubles vaso-moteurs, démarche ataxique, impuissance, absence du sens génital.

A 37 ans, apparition du délire : se lance, malgré de faibles ressources, dans de vastes entreprises, méchant, brise.

A 39 ans entre à l'Asile. Nous portons le diagnostic suivant :
« Démence avec prédominance d'idées de grandeur, à laquelle
s'associent des symptômes de paralysie générale. Ces pertur-
bations morbides se rattachent à un état chronique d'alcoolisme
profond ».

Le malade est affaissé, puis est pris de poussées d'agitation.
Pendant la nuit, il parle, semble s'entretenir avec quelqu'un,
commande, fait les gestes d'un homme qui veut tuer un ennemi.
Cette agitation, d'abord nocturne, devient diurne. Sur ce fond d'agitation, poussées congestives intenses. Quand on lui demande ce
qu'il fait, il dit qu'il tue des soldats ennemis. D'autres fois, se frappe
la poitrine, se presse l'abdomen, disant qu'il a quelqu'un dans le
ventre. Délire mégalomaniaque. Démence profonde.

Troubles paralytiques des membres inférieurs et de la face avec
tremblement des extrémités supérieures étendues. Hyperexcitabilité
musculaire, abolition du réflexe rotulien. Bredouillement, nasonnement.

Troubles ataxiques ; sensation de coton ; ne peut marcher qu'en
regardant ses pieds ; déjette les pieds ; douleurs fulgurantes, troubles sphinctériens. Signe de Romberg. Effondrement, les yeux
fermés.

Evolution lentement progressive avec rémissions suivies de
poussées ; meurt 8 ans 4 mois après son entrée, c'est-à-dire plus
de 11 ans après le début du tabès et plus de 10 ans après celui de
la démence paralytique.

Autopsie. — Cadavre bien conservé. Troubles trophiques aux
pieds, aux mains, arthropathies tabétiques.

Cerveau : Os normaux. Pas d'épaississement de la dure-mère.
Un peu d'athérome des vaisseaux.

Adhérences très fortes entre la dure-mère et les membranes sous-
jacentes, tout le long de la scissure inter-hémisplénique. Nombreux
corpuscules de Pacchioni.

A la base, adhérences entre l'arachnoïde et la dure-mère à la
partie inférieure du lobe sphénoïdal.

Légère asymétrie au détriment du côté gauche du cerveau, surtout au niveau du lobe sphénoïdal.

Les artères sont volumineuses, épaissies et présentent des plaques d'athérome.

Poids de l'encéphale avec ses enveloppes, 1,100 gram.

Pie-mère. — Congestion passive intense sur toute la surface. Un point de suffusion sanguine au-dessus de la scissure de Sylvius et surtout au pied de la pariétale ascendante. Œdème très marqué avec accumulation de liquide considérable.

Hémisphère gauche. — Epaississement de la pie-mère à la base, avec adhérences très fortes au niveau des deux faces de la scissure de Sylvius. On ne les sépare qu'avec peine et en arrachant des morceaux de substance cérébrale.

A la convexité, la pie-mère est aussi épaissie, blanchâtre ; elle happe partout très fortement à la substance cérébrale et par points, entraîne avec elle cette substance.

Ces adhérences sont surtout marquées au niveau de la partie antérieure du lobe frontal, le long de la première frontale.

Adhérences disséminées sur toutes les frontales et très marquées tout le long de la scissure de Sylvius.

Adhérences très fortes dans tout le lobe occipital. Un peu de liquide dans les ventricules latéraux avec ramollissement des parois, mais sans granulations. Tout le lobe est ramolli. Ce ramollissement est surtout marqué au niveau de la scissure de Sylvius. Poids, sans enveloppe, 450 gram.

Hémisphère droit. — Epaississement très marqué de la pie-mère avec adhérences disséminées, plus marquées le long de la partie supérieure de la scissure de Sylvius et au niveau de la partie interne de l'hémisphère. Ramollissement généralisé.

Poids sans les enveloppes, 470 gram.

Bulbe et *cervelet* avec enveloppes, 150 gram.

Congestion marquée du plancher du quatrième ventricule avec quelques points ecchymotiques du côté des tubercules quadrijumaux.

Epaississement normal de la substance grise du cervelet avec une légère décoloration de la partie la plus supérieure de l'écorce.

Dilatation des vaisseaux de la substance blanche sans lésions à foyer.

Ces lésions se rencontrent du côté des deux hémisphères.

A la coupe du cervelet, congestion passive.

Moelle. — A l'examen macroscopique, on voit très bien, au niveau de la partie cervicale, la sclérose ayant envahi les cordons de Goll et la zone radiculaire postérieure. Plus bas, au niveau de la partie dorsale, la sclérose paraît plus marquée du côté droit et envahit les cordons latéraux. Les cornes sont pâles.

Rien du côté du cœur.

Congestion et emphysème des poumons.

Adhérences de la plèvre généralisées des deux côtés.

OBSERVATION LI.

And... Jacq..., 45 ans. Lieutenant. Pas d'hérédité d'aucune sorte. Homme intelligent, bien pondéré, pas de syphilis, pas d'alcoolisme. Excès génésiques considérables. Etant soldat, dut à 29 ans coucher dans des casemates humides. En quittant ce logement, apparurent les premiers symptômes du tabes qui, à 36 ans, s'aggravèrent sous l'influence des fatigues de la campagne de 1870.

Ce malade put quand même continuer son service d'officier à cheval.

Peu avant l'entrée à l'Asile, fait une chute de cheval : immédiatement après, apparition de l'aliénation mentale se traduisant par toutes les apparences de la démence, avec idées de grandeur et troubles paralytiques généralisés.

Il entre alors à l'Asile à 44 ans. Il en sort trois mois après en état de rémission considérable.

Il revient deux mois après sa sortie et présente alors les signes de la démence avec idées de persécutions et troubles paralytiformes.

And... est très affaibli. Il ne peut se soutenir, ses jambes faiblissent sous lui. Il se plaint qu'on le fait souffrir par l'électricité. Il voit des linges devant ses yeux, tantôt blancs, tantôt noirs. Il a des sifflements dans les oreilles. Il a constamment besoin d'uriner et d'aller à la garde-robe. Son intelligence est affaiblie. Les retenues dans une soustraction lui deviennent impossibles. Est indifférent à tout ce qui l'entoure, n'a plus d'affection pour les siens.

And... reste pendant quelque temps surexcité. Puis, une accalmie se produit. Les sensations électriques disparaissent. Il en est de même des hallucinations de la vue. Il n'a plus que des bourdonnements d'oreilles. Son intelligence est affaiblie. Tout trouble paralytique a disparu.

Trois mois après sa seconde entrée, il sortait en état de rémission très marquée, avec disparition de tous les troubles délirants et paralytiformes, seule persiste une légère atteinte à l'intelligence.

CHAPITRE XII.

PROFESSIONS — AGE — SEXE.

PROFESSIONS.— Le milieu hospitalier, dans lequel nous observons, ne nous permet aucune considération générale sur les professions dans leurs rapports avec la démence paralytique. Nos malades se recrutent à peu près exclusivement parmi les petits propriétaires, les cultivateurs, les ouvriers et les employés.

AGE. — Le nombre de nos observations ne nous permet pas non plus d'établir des considérations générales relativement à l'âge.

Elles mettent cependant en relief des particularités dignes d'intérêt.

D'abord, l'âge, pris sur le nombre total de nos cas, nous donne comme âge moyen de l'internement à l'asile 42 ans, ce qui reporte évidemment à 40 ou 41 ans le début réel de la maladie.

Mais, si nous divisons en périodes décennales les âges de la vie, nous voyons que c'est entre 30 et 40 ans que la démence paralytique est le plus fréquente.

Ainsi nous trouvons 82 cas de 30 à 40 ans, tandis que nous avons seulement :

48 cas entre 40 et 50 ans,
30   —   50 et 60 —
8   —   60 et 80 —
5   —   20 et 30 —
1 seul cas avant 20 ans.

De plus, si nous dégageons les deux grandes causes, arthri-

tisme et cérébralité, qui créent plus particulièrement une prédisposition à la démence paralytique, nous voyons que les arthritiques purs réalisent leur paralysie générale aux âges suivants :

7 de 50 à 60 ans.
4 de 30 à 40 —
2 de 40 à 50 —
1 à 70 ans.

Ce qui démontre que la prédisposition créée par l'arthritisme et abandonnée à elle-même n'aboutit plus tard à la maladie
que lorsque celle-ci est due à des causes multiples. Les prédisposés cérébraux arrivent à la paralysie aux âges ci-après :

7 deviennent paralytiques de 30 à 40 ans.
3   —   40 à 50 —
4   —   50 à 60 —

Il semble donc que la date d'apparition de la paralysie générale
est plus tardive chez les arthritiques que chez les cérébraux.

Nos observations, groupées par âge, nous montrent, en outre,
que ce facteur n'est pas sans influence sur la modalité de la
paralysie générale, soit en ce qui concerne le délire, soit en ce
qui concerne la démence.

Mais nous faisons ici de l'étiologie et de la pathogénie, et nous
ne voulons pas aborder le côté symptomatique.

Sexe. — Ainsi que le montrent toutes les statistiques, il existe
une grande disproportion entre le nombre des paralytiques
hommes et celui des paralytiques femmes. Nous n'avons que
24 femmes pour 150 hommes, soit 16 pour 100.

Mais il est une chose qui nous frappe. Quand on étudie les
causes pathogènes pures, — en dehors bien entendu de l'alcoolisme, qui atteint à peu près exclusivement les hommes, — l'arthritisme, la cérébralité et l'hérédité alcoolique, on voit cette
disproportion diminuer considérablement. Pour ces trois genres
d'hérédité, nous retrouvons 14 femmes par 20 hommes, soit 70
pour 100 au lieu de 16 pour 100, et quand on envisage sépa-

rément chacune de ces hérédités, on voit ce rapport changer, pouvoir même devenir inverse. Ainsi, pour l'hérédité arthritique nous avons 7 femmes pour 8 hommes, et pour l'hérédité alcoolique 4 femmes pour un homme. La proportion entre les deux sexes tend donc à devenir la même. Cela se comprend si notre manière de voir sur l'influence des causes pathogènes pures est exacte.

DEUXIÈME PARTIE

ÉTUDE SYNTHÉTIQUE

L'étude analytique que nous venons de faire nous a permis, en étudiant séparément chacun des facteurs qu'on rencontre dans les antécédents des paralytiques généraux, de dégager ceux de ces facteurs qui jouent le rôle de causes, de déterminer leur importance étiologique et d'établir leur mode d'action.

Le moment est venu de synthétiser les renseignements qui se dégagent de cette étude, au double point de vue de l'étiologie et de la pathogénie. C'est ce que nous nous proposons de faire dans la seconde partie de ce travail.

CHAPITRE PREMIER.

ÉTIOLOGIE

L'étude à laquelle nous avons soumis, dans autant de chapitres distincts, les divers facteurs qu'on peut incriminer comme causes de la paralysie générale, nous a montré que :

1° Certains de ces facteurs ont un rôle étiologique manifeste : arthritisme, cérébralité, alcoolisme, excès divers, causes morales, traumatisme, infections, etc. ;

2° D'autres ont un rôle étiologique douteux : hérédité alcoolique et hérédité tuberculeuse ;

3° D'autres enfin ont un rôle nul, la syphilis et l'hérédité mentale et nerveuse.

I.

Facteurs dont le rôle étiologique est nul.

Syphilis. — Dans l'état actuel de la science, dénier à la syphilis un rôle étiologique dans la paralysie générale est tout au moins osé.

Depuis quelques années, en effet, la théorie suédoise qui subordonne étiologiquement la paralysie générale à la syphilis, théorie qui avait été délaissée, reprend vie.

Nombre d'auteurs admettent aujourd'hui, sinon que la vérole est la cause unique de la paralysie générale, du moins qu'elle en est la cause de beaucoup la plus fréquente.

A en croire même les publications scientifiques, les auteurs qui, à l'heure actuelle, admettent cette manière de voir, sont la grande majorité.

On voit que nous avions raison de nous accuser d'être osés, en refusant à la vérole le rôle de cause dans la paralysie générale. Cependant nous n'hésitons pas, tant sont nets les enseignements qui se dégagent pour nous de l'observation clinique. Ces enseignements, nous les rappelons.

Les observations de paralysie générale que nous avons rencontrées et dans lesquelles la syphilis peut être incriminée comme cause, peuvent, on s'en souvient, être divisées en deux groupes.

Dans l'un, la vérole est le seul facteur étiologique à invoquer.

Dans l'autre, elle s'associe à d'autres causes.

Ayant étudié séparément ces deux groupes de faits, nous avons vu :

1° Pour le premier, que la maladie en présence de laquelle on se trouve n'est pas la paralysie générale vraie, elle s'en distingue :

a) Pendant la vie : par son début, par son développement,

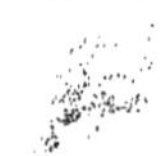

par certains symptômes qui sont ceux de la syphilis cérébrale et,
parfois, par sa terminaison ;

b) A l'autopsie, par des lésions qui sont celles de la syphilis
et non celles de la paralysie générale.

Dans ces cas, on a affaire non à une véritable paralysie générale, mais à ce que nous avons désigné sous le nom de *syphilis
cérébrale à forme de paralysie générale*, ou encore de *paralysie
généralisée syphilitique* ; c'est ce que certains auteurs désignent
sous le nom de pseudo-paralysie générale syphilitique.

2° Pour le second groupe, celui dans lequel la syphilis existe
concurremment avec d'autres causes, l'étude que nous avons faite
des observations qui le constituent, nous a montré qu'il devait
être divisé en deux sous-groupes :

a) Dans le premier, nous trouvons des observations absolument comparables à celles de notre premier groupe, c'est-à-
dire des observations de paralysie généralisée syphilitique ;

b) Dans le second, il s'agit bien de paralysie générale ordinaire, mais il n'est nul besoin d'invoquer la syphilis pour
expliquer le développement de la maladie : les autres causes
suffisent. C'est tellement vrai qu'on voit la paralysie générale
créée pouvoir revêtir le cachet propre à ces causes, à l'alcoolisme,
par exemple, comme nous en avons donné des observations.

Tels sont les enseignements qui nous ont amenés à rejeter la
syphilis de l'étiologie de la paralysie générale. Ils nous paraissent on ne peut plus clairs, on ne peut plus précis, on ne peut
plus scientifiques.

Comment se fait-il donc qu'une opinion complètement contraire se soit formée et qu'elle compte aujourd'hui tant d'adeptes?
C'est que les partisans de l'origine syphilitique de la paralysie
générale ont procédé d'une tout autre manière que nous pour
établir leur opinion.

La nôtre est le résultat d'un long et pénible travail dans lequel nous avons étudié non pas telle ou telle cause particulière, mais l'ensemble des causes de la paralysie.

La leur est basée exclusivement sur la statistique.

Sans se préoccuper des autres causes que la vérole, ils ont simplement constaté l'existence ou la non-existence de cette dernière dans les antécédents des malades.

Mais la statistique, si elle est un élément de démonstration, ne constitue pas une preuve scientifique suffisante pour permettre d'affirmer, en se basant sur elle seule, une relation de cause à effet, entre tel facteur étiologique et telle maladie.

Nos recherches le démontrent d'une manière péremptoire.

Bien que la proportion de syphilitiques que nous rencontrons chez nos paralytiques généraux soit beaucoup moindre que celle constatée par certains auteurs, elle est encore cependant considérable, puisqu'elle atteint 23 %. Semblable proportion incite certainement à penser que la vérole peut jouer un rôle dans la production de la paralysie générale. Mais ce n'est là qu'une apparence qui disparaît si nous étudions les faits de près.

En effet, sur nos 40 syphilitiques, 21 fois, ainsi que nous l'avons démontré, la syphilis a produit *la paralysie généralisée syphilitique*, et non la paralysie générale vraie. Quant aux 19 autres cas, il existe, nous l'avons vu, à côté de la syphilis des causes qui ont créé la paralysie générale, la syphilis n'y prenant aucune part. Ainsi 7 fois, c'est l'alcoolisme qui fait tous les frais de la maladie, la physionomie clinique de cette dernière le prouve.

Et qu'on ne nous objecte pas que, si nous avions mieux recherché la syphilis, notre proportion serait plus élevée. Nous avons fouillé avec le plus grand soin à ce sujet les antécédents de nos malades, nous adressant à ceux-ci, à leurs parents, à leur entourage et, au besoin, au médecin traitant. De sorte que nous croyons de bonne foi avoir su chercher la syphilis, et nous être mis dans les meilleures conditions pour la dépister quand elle existait.

Disons en passant que, si le médecin traitant a parfois affirmé

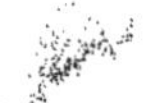

l'existence de la vérole dans des cas douteux, d'autres fois, il l'a infirmée, en nous disant qu'il y a eu simplement « maladie vénérienne » et non syphilis.

C'est là un point sur lequel nous appelons l'attention, car assez souvent pour les parents du malade et le malade lui-même, il y a confusion entre la vérole et les maladies vénériennes.

On voit combien est différente l'opinion qu'on se fait des rapports entre la syphilis et la paralysie générale quand on étudie les observations non en statisticiens, mais en cliniciens. D'ailleurs, il faut bien le reconnaître, il n'y a rien de scientifique dans la théorie qui regarde la syphilis sinon comme la cause unique de la paralysie générale, du moins comme la cause la plus fréquente, tout y est hypothèse et déjà l'un de nous a insisté sur ce point dans son travail sur l'*aliénation mentale syphilitique*[3]. Nous n'y reviendrons pas. Depuis lors cependant, s'est fait jour une idée nouvelle, sur laquelle il est peut-être bon que nous nous arrêtions quelques instants. C'est la théorie du parasyphilisme.

La paralysie générale ordinaire, d'une part, n'a rien dans ses manifestations anatomiques qui rappelle les lésions communes de la syphilis, et, d'autre part, le traitement spécifique ne produit aucun effet ou des effets nuisibles comme si cette maladie, quoique de nature syphilitique, redoutait les agents thérapeutiques qui ont de si bons résultats dans les lésions ordinaires de la vérole. Ces deux arguments gênent évidemment les partisans de la théorie syphilitique de la paralysie générale.

Au premier ils peuvent répondre et ils répondent : Etes-vous bien sûrs que nous connaissons toutes les lésions produites par la syphilis ; il en est certainement que nous ignorons et, parmi celles-là, celles de la paralysie générale ? Ils ajouteraient volontiers : démontrez-nous le contraire [1].

Ils pensent avoir ainsi donné un argument sans réplique, alors qu'il est sans valeur. Ils oublient simplement que ce n'est pas aux

[1] Mairet ; *Aliénation mentale syphilitique*, Paris, Masson, 1893.

adversaires de la théorie syphilitique de la paralysie générale qu'il appartient de faire la démonstration de la nature non spécifique des lésions de cette maladie, mais que c'est aux partisans de cette théorie à démontrer que ces lésions relèvent de la vérole. Cette démonstration, ils ne la font pas et pour cause ; cependant elle est la base nécessaire de leur théorie.

Mais enfin contre cet argument ils ont encore, mauvaise c'est vrai, mais ils ont encore une réponse.

Contre le second, il n'y en a pas.

Aussi fallait-il tourner la difficulté. C'est ce qui a été fait, et alors on a mis en avant la notion que la syphilis ne donnait pas seulement naissance à des lésions spécifiques, mais encore à des manifestations organiques ou non qui n'ont plus rien de syphilitique comme nature, mais qui n'en restent pas moins syphilitiques d'origine ; ce sont les *affections parasyphilitiques*, et la paralysie générale rentre parmi elles. C'est commode, c'est simple, et, si ce n'est pas vrai, c'est, en tout cas, bien trouvé.

Nous pourrions invoquer, contre cette théorie du parasyphilisme dans ses rapports avec la paralysie générale, des arguments divers. Nous nous contentons du suivant tiré de la clinique.

Tout médecin aliéniste, qui a un service hospitalier, compte parmi ses malades atteints de folie névrose un nombre plus ou moins considérable de syphilitiques. A-t-il jamais vu ces fous syphilitiques devenir paralytiques ? Et cependant la vérole existe chez eux en tant que maladie spécifique et constitutionnelle, et il y a, de par la folie, un point d'attraction du côté du cerveau. Pour notre compte, nous n'avons jamais vu semblable chose. Ce que nous avons vu, le voici :

1° Des fous syphilitiques qui guérissent de leur folie comme s'ils n'avaient pas la vérole, à la condition bien entendu qu'on soigne celle-ci.

2° Des fous syphilitiques qui réalisent du côté du cerveau des lésions syphilitiques aboutissant volontiers à la paralysie généralisée syphilitique.

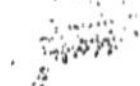

3° Des fous syphilitiques qui, malgré le traitement, réalisent rapidement de l'artério-sclérose, une dénutrition générale, et un affaiblissement radical de l'intelligence.

Voilà ce que fait la vérole ; ou elle est sans action sur la folie, ou elle produit ce que nous connaissons bien, la syphilis cérébrale à forme de paralysie générale, ou un état général constitutionnel, dont l'artério-sclérose est une des manifestations, mais nous ne la voyons pas produire la paralysie générale. Et cependant, depuis plus de 20 ans que nous nous occupons des maladies mentales, nous avons observé un grand nombre de fous syphilitiques, et il nous paraîtrait bien étrange, si la vérole était réellement une cause de paralysie générale, que nous ne l'ayons jamais vue aboutir à cette dernière maladie.

Mais il est une objection qu'on pourrait nous faire. Nous avons montré que les maladies infectieuses aiguës peuvent être une cause de paralysie générale et créer, entre autres modes d'action, une prédisposition favorisant l'application d'autres causes. Or, la syphilis est, elle aussi, une maladie infectieuse. Pourquoi alors deux poids et deux mesures ?

C'est que la situation est toute différente dans l'un et l'autre cas.

La prédisposition née de l'infection aiguë est la suite de la localisation de la maladie infectieuse du côté du cerveau, elle a été précédée d'accidents cérébraux très nets survenus dans le cours ou le déclin de l'infection. Ces accidents ont disparu ; si bien que l'individu semble guéri, mais une épine a persisté, et c'est de cette épine qu'est née la prédisposition. Il se passe du côté du cerveau ce qui se passe, par exemple, du côté des reins. Sous l'influence d'une scarlatine, apparaît une néphrite qui guérit en apparence, mais au bout de quelque temps, de plusieurs années parfois, celle-ci réapparaît provoquée par quelque cause; la lésion n'avait pas complètement et absolument disparu.

Rien de semblable n'existe dans la syphilis, on ne note dans les antécédents du malade aucun accident cérébral produit par la vérole, rien qui puisse faire penser que celle ci a laissé autrefois une épine du côté du système nerveux, les accidents de la paralysie générale seraient les premiers accidents cérébraux dus à la syphilis.

Bien plus, ces accidents ne seraient pas même syphilitiques ; ils seraient parasyphilitiques. Et cependant, la vérole, lorsqu'ils se produisent, ne se révèle par aucune manifestation permettant de dire qu'elle existe en tant que maladie constitutionnelle.

Nous nous sommes peut-être longuement étendus sur cette théorie syphilitique de la paralysie, notre excuse est dans le bruit qu'elle fait en ce moment. Il nous semble toutefois que les raisons données dans notre étude analytique pour rejeter la vérole du cadre de l'étiologie de la paralysie générale vraie, sont tellement précises qu'elles étaient suffisantes.

HÉRÉDITÉ MENTALE ET NERVEUSE. — Deux opinions contraires existent dans la science, avons-nous dit dans notre étude analytique, relativement à la question de savoir si l'hérédité mentale et nerveuse crée une prédisposition à la paralysie générale. Ceux-ci disent oui, ceux-là disent non. Nous avons été amenés à nous ranger parmi ces derniers en nous basant sur divers arguments tirés de l'observation clinique.

Nous pensons qu'ils entraîneront la conviction de nos lecteurs bien qu'ils aillent un peu à l'encontre des idées régnantes actuelles sur la prédisposition nerveuse ou mentale née de l'hérédité. On accuse volontiers cette prédisposition de pouvoir aussi bien aboutir à des maladies organiques du système nerveux qu'à des névroses. Cependant, quand on étudie ce qu'est l'état du système nerveux chez le prédisposé à la folie et chez l'aliéné, on voit qu'il est tout différent de celui du prédisposé à la paralysie générale.

Chez ce dernier, ce qui frappe, c'est, ainsi que nous l'avons montré, la facile fatigue intellectuelle, l'usure et la chute organique de la cellule cérébrale, en d'autres termes, la dégénération ; chez le mental, rien de semblable, c'est simplement la

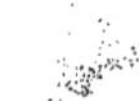

déviation qu'on constate, la cellule cérébrale reste dans son fond résistante, la démence, quand elle se produit, n'arrive qu'à longue échéance, et c'est une démence simple, une démence d'usure et non une démence telle qu'on la rencontre dans la paralysie générale.

Voilà encore une raison à ajouter à celles que nous avons données antérieurement pour établir notre opinion, mais nous n'insistons pas et nous rappelons seulement que, si la mentalité n'a pas d'action sur le développement de la démence paralytique, elle peut avoir une influence sur la symptomatologie de la maladie.

II.

Facteurs dont le rôle étiologique est douteux

Hérédité alcoolique et tuberculeuse. — Nos observations sont trop peu nombreuses pour nous permettre de dire d'une façon absolument certaine que l'hérédité alcoolique peut créer une prédisposition à la paralysie générale.

Cependant, celles que nous possédons ont assez de précision pour nous obliger presque à adopter cette manière de voir.

L'hérédité alcoolique aurait une double action.

a) Action sur l'ensemble de l'économie, conduisant à une sénilité anticipée.

b) Action plus particulière sur le système nerveux central, créant de ce côté un état de dégénération.

Dans le premier cas, on a affaire à des paralysies générales séniles ; dans le second, surtout à des paralysies générales précoces.

Il est bien probable que l'hérédité alcoolique n'est pas le seul genre d'hérédité qui puisse agir sur le descendant de cette même façon, mais que toutes les grandes maladies constitutionnelles sont susceptibles d'avoir peu ou prou la même action.

Ainsi, si nous nous reportons aux différentes observations,

publiées dans la science, de paralysie générale précoce, nous voyons l'hérédité syphilitique jouer dans leur étiologie un rôle non moins considérable que l'hérédité alcoolique.

Il en est probablement de même pour la tuberculose, quoique à un degré moins marqué.

Il y a là tout un grand problème qui se pose et retiendra notre attention quand nous nous occuperons de la pathogénie.

III.

FACTEURS DONT LE RÔLE ÉTIOLOGIQUE EST CERTAIN.

Ce sont l'arthritisme, la cérébralité, l'alcoolisme, les excès divers, les causes morales, les chagrins, le traumatisme, les infections aiguës.

Nous leur ajouterons, d'après ce que nous venons de dire, l'hérédité alcoolique.

Ces facteurs sont-ils les seules causes de paralysie générale? Non. Il peut y en avoir d'autres ; ainsi, l'hérédité syphilitique, les intoxications diverses. Ne les ayant pas rencontrées chez nos malades, nous n'en parlons pas, et nous renvoyons à notre étude analytique pour ce qui concerne l'âge, le sexe et les professions.

Ces causes sont, les unes héréditaires, les autres acquises :

Héréditaires....
- Arthritisme.
- Cérébralité.
- Hérédité alcoolique.

Acquises......
- Acoolisme.
- Excès divers.
- Causes morales, chagrins.
- Traumatisme.
- Infections aiguës.

Les diverses causes que nous venons d'indiquer, l'étude à laquelle nous avons soumis chacune d'elles, nous les montre essentiellement variables de fréquence et d'importance étiologique.

a) *Elles sont variables de fréquence.* Nous n'avons pour le prouver qu'à rappeler ici le tableau de la page 8 ;

Alcoolisme	84 foi , soit dans	48 % des cas.
Cérébralité	57	—	32.7	—
Arthritisme	49	—	28	—
Hérédité alcoolique	29	—	16	—
Excès divers et causes morales	31	—	17.7	—
Traumatisme	14	—	8	—
Infections aiguës	10	—	5.7	—

De ce tableau se dégagent certains enseignements.

Si nous groupons les causes héréditaires, cérébralité, arthritisme, hérédité alcoolique, nous trouvons que ces causes sont de beaucoup les plus fréquentes. On les retrouve dans 76,7 % des cas. Puis vient l'alcoolisme personnel, 48 fois %, tandis que les autres causes acquises se retrouvent beaucoup moins souvent.

Et encore ces proportions sont au-dessous de la réalité. Elles ont été calculées sur 174 observations, or de ce chiffre doivent en être distraites 21 qui, ainsi que nous l'avons montré au chapitre où nous traitons de la vérole, appartiennent à la syphilis cérébrale à forme de paralysie générale et non à la paralysie générale vraie, ce qui réduit à 153 les cas de ce dernier genre. D'ailleurs, si nous reprenons notre tableau des pages 4 et 5, nous voyons que 5 fois seulement ces grandes causes, alcoolisme, arthritisme, cérébralité, prédisposition née de l'hérédité alcoolique, manquent et qu'elles se rencontrent dans 96 % des cas : l'alcoolisme dans plus de la moitié des cas et la prédisposition née des différentes hérédités dans 86 %.

b) *Elles sont variables d'importance étiologique.* Certaines de ces causes sont pathogènes, c'est-à-dire qu'elles peuvent produire par elles seules la paralysie générale ; ainsi, l'alcoolisme personnel, la cérébralité, l'arthritisme et l'hérédité alcoolique. D'autres peuvent avoir une action plus ou moins puissante, mais ne peuvent pas, par elles-mêmes, créer la paralysie générale ; ce sont le traumatisme, les excès de tous genres, les causes morales et les maladies infectieuses.

Il existe donc :

a). Des causes qui peuvent par elles seules créer la paralysie générale. Ce sont des causes pathogènes. Elles sont héréditaires : arthritisme, cérébralité, hérédité alcoolique ; acquises : alcoolisme.

b). Des causes qui ne peuvent pas par elles seules donner naissance à la paralysie générale, qui ne sont pas pathogènes.

Voilà une première conclusion.

Une seconde qui se dégage non moins nettement du tableau des pages 4 et 5 est la suivante.

Même en s'associant de manières variables les unes aux autres, les causes non pathogènes arrivent très rarement à produire la paralysie générale, 4 fois seulement sur 174 cas, ou mieux sur 153.

Pour que ces causes arrivent à réaliser la paralysie générale, il est pour ainsi dire nécessaire qu'il s'y ajoute l'une ou l'autre des causes pathogènes. Nous les retrouvons 97 fois sur nos 103 observations à causes multiples. Et comme, d'autre part, ces mêmes causes existent 50 fois seules, on les constate, somme toute, 147 fois sur nos 153 observations totales, soit dans 96 % des cas.

Les grandes causes pathogènes se retrouvent donc dans presque tous les cas de paralysie générale.

Mais s'ensuit-il que, dans tous ces cas, elles aient une action étiologique et que cette action soit toujours la même ?

Oui, elles ont toujours une action étiologique. Il n'est pas possible d'admettre qu'une cause qui, parfois, est assez puissante pour créer de toutes pièces une maladie puisse ailleurs perdre toute sa valeur. D'ailleurs, ce qui démontre bien que toujours elles agissent, c'est qu'elles se retrouvent à peu près dans tous les cas de paralysie générale.

Chaque fois donc que, dans l'étiologie de cette maladie, on

rencontrera une de ces causes, on sera en droit de dire qu'elle a agi dans la réalisation de la maladie.

Mais son importance est-elle toujours la même ? Non, répond l'observation clinique.

Prenons, par exemple, toutes nos observations dans lesquelles nous rencontrons de l'arthritisme et étudions-les au point de vue symptomatique. Nous les voyons se diviser en trois groupes.

Dans un premier, la paralysie générale est marquée au coin de l'arthritisme. Dans un second, à peine si ce dernier traduit son influence par quelques symptômes. Dans un troisième, rien ne décèle son action, la paralysie générale réalisée est la paralysie générale ordinaire. Et cependant, ainsi que nous l'avons montré tout à l'heure, dans tous ces cas l'arthritisme a agi.

A quoi tient cette différence symptomatique, sinon à une différence dans l'intensité d'action de la cause ?

Très intense dans le premier cas, cette action l'est beaucoup moins dans le second, beaucoup moins encore dans le troisième ; et ce que nous disions de l'arthritisme, nous pouvons le dire aussi de la cérébralité et de l'alcoolisme.

Mais pourquoi cette démonstration ? C'est là chose bien connue en pathologie générale. Que sont, en effet, l'arthritisme, la cérébralité, par exemple, que nous rencontrons chez nos malades ? un état de prédisposition. Or, la pathologie générale nous montre la prédisposition être très variable dans son intensité et sa portée étiologique. Tantôt, elle se rapproche tellement de l'état morbide qu'elle aboutit à celui-ci par sa seule évolution ; tantôt, au contraire, avoisinant l'état hygide, elle ne fait que fournir un terrain d'application favorable à l'application d'autres causes, et, entre ces deux extrêmes, existent de nombreux échelons intermédiaires.

Nos causes pathogènes ne font donc, chose naturelle, qu'obéir aux lois de la pathologie générale.

Et ce n'est pas elles seules dont l'intensité est variable suivant les cas, les causes non pathogènes en font de même. C'est ce qu'a nettement mis en relief l'étude que nous avons faite de chacune d'elles dans la première partie de ce travail. Elle nous a montré, par exemple, le traumatisme et les maladies infectieuses tantôt jouer le rôle de causes prédisposantes, tantôt celui de causes déterminantes, tantôt celui de simples causes provocatrices. Nous avons assez insisté sur ces points pour n'avoir qu'à les rappeler.

Donc, si toutes les fois qu'on rencontre dans l'étiologie de la paralysie générale un des facteurs, — arthritisme, cérébralité, alcoolisme, prédisposition née de l'hérédité alcoolique — que nous avons montrés pouvoir créer de toutes pièces, dans certains cas, la maladie, on est en droit de dire qu'il a agi dans la réalisation de cette dernière, on n'est pas en droit de lui subordonner toujours celle-ci. Son rôle étiologique est très variable ; ici cause pathogène, il peut n'être là qu'un terrain favorisant l'action d'autres causes.

Cette variabilité dans l'action de ces causes était excessivement importante à mettre en relief. Comme on les rencontre dans l'immense majorité des cas de paralysie générale, 96 fois sur cent, on pourrait être, en effet, tenté, d'après notre étude analytique qui nous les a montrées assez puissantes pour pouvoir créer de toutes pièces la maladie, de leur subordonner constamment celle-ci. Il n'en est rien, leur rôle peut être beaucoup plus effacé, tellement que la prédisposition créée par elles ne joue que le rôle d'un terrain de culture propice et qu'elle a besoin d'autres causes et souvent de causes multiples, pour réaliser la maladie. Or, la clinique nous montre, d'une part, que les cas dans lesquels il en est ainsi représentent la très grande majorité des cas de paralysie générale et, d'autre part, que peu importent les causes qui agissent et la manière dont elles s'associent entre elles, la physionomie clinique de la maladie n'a rien de particulier, c'est celle de la paralysie générale ordinaire. De sorte que, voilà ainsi reconstitué tout un côté de l'étiologie de cette maladie, celle des cas les plus fréquents, des cas ordinaires, à causes multiples que notre étude analytique avait forcément laissée dans l'ombre.

Si donc la paralysie générale peut être le résultat d'une

cause unique (cause pathogène), elle est le plus souvent due à des causes multiples (causes non pathogènes). Dans ce dernier cas, parmi ces causes multiples existe presque toujours, sinon toujours, une des causes qui peut créer par elle seule la maladie, mais le plus généralement alors cette cause a perdu son influence pathogénique, la prédisposition créée par elle ne fait que fournir un terrain d'application favorisant l'action des autres causes.

CHAPITRE II.

———

Les causes de la paralysie générale nous étant connues et ayant été étudiées en elles-mêmes, voyons-les s'appliquant à l'individu, et recherchons comment elles produisent la maladie.

Pour nous rendre compte de cette GENÈSE, il nous faut aller du simple au composé, c'est-à-dire des faits dans lesquels existe une cause unique à ceux dans lesquels plusieurs causes associent leur action. Cette manière de faire est d'autant plus légitime que, lorsque plusieurs causes s'associent entre elles, on rencontre dans l'immense majorité des cas, sinon toujours, ainsi que nous venons de le dire, l'une ou l'autre de celles qui peuvent par elles seules créer la maladie, c'est-à-dire des causes pathogènes.

Ces dernières causes sont héréditaires ou acquises ; héréditaires, ce sont la cérébralité, l'arthritisme, l'alcoolisme ; acquises, c'est l'alcoolisme personnel.

I.

CAUSES PATHOGÈNES HÉRÉDITAIRES.

Parmi elles, nous étudierons d'abord l'arthritisme et la cérébralité, et cela pour les deux raisons suivantes :

1° Dans la première partie de ce travail, nous avons déjà, en nous occupant de chacune de ces causes, établi comment elles aboutissent à la paralysie générale, de sorte que nous n'aurons ici qu'à résumer et à synthétiser ce que nous avons dit précédemment.

2° La connaissance de leur mode d'action nous servira à établir et à comprendre celui des autres causes.

L'*hérédité cérébrale*, on s'en souvient, doit être divisée, relativement à la manière dont elle conduit à la paralysie générale, en deux groupes ; l'*hérédité par ramollissement* et l'*hérédité par attaques*. Nous laisserons de côté pour le moment le premier groupe, pour ne nous occuper que du second.

L'étude que nous avons faite de l'*hérédité par attaques* nous a montré :

1° Que, avant de devenir paralytique général, le descendant du cérébral est taré dans son système nerveux. C'est un prédisposé qui réalise volontiers des congestions du côté de l'encéphale et dont la cellule nerveuse se comporte d'une façon toute particulière vis-à-vis de certaines excitations, de l'alcool, par exemple.

2° Que la prédisposition née de l'hérédité cérébrale :

a) A, comme toute prédisposition, une importance plus ou moins considérable. Ici, elle est assez intense pour pouvoir, par sa seule évolution ou aidée par des causes secondaires, arriver à la paralysie générale ; là, elle ne fait que fournir un terrain favorable à l'action d'autres causes.

b) Que sa fréquence est assez grande, on la retrouve 57 fois sur nos 153 paralytiques généraux, soit dans 36 0/0 des cas.

c) Qu'elle est transmise directement du père aux enfants et qu'elle atteint les vaisseaux et la cellule nerveuse, ainsi que le prouvent les différents troubles qui la caractérisent.

d) Que, si nous ne la connaissons pas dans sa constitution intime, nous savons qu'elle se traduit par une tendance à l'inflammation diffuse et à la dégénération des éléments nobles ; c'est-à-dire par une *moindre résistance organique du système nerveux*.

Voilà ce que nous révèle tout d'abord l'étude des faits en ce qui concerne l'hérédité cérébrale, voyons à cet égard l'*hérédité arthritique*.

Ce que l'arthritique transmet à son descendant, c'est sa diathèse, c'est-à-dire une maladie générale, une déviation nutritive, avec quelquefois déjà une tendance de cette déviation à faire plus particulièrement sentir son action du côté du cerveau.

Cette diathèse, en déviant les mutations nutritives, accumule dans le sang des produits toxiques qui sont le point de départ d'un travail de régression, d'involution, qui aboutit en fin de compte à une sénilité anticipée. Ce processus régressif, ce *senium præcox* a naturellement toute une évolution, et, avant d'aboutir à la paralysie générale, le candidat à cette dernière est du fait de ce processus dans un état particulier qui crée une véritable prédisposition.

Cette prédisposition, les faits nous la montrent :

1° Fréquente ; nous la retrouvons 49 fois, soit dans 32 0/0 des cas.

2° Plus ou moins importante. Parfois suffisamment puissante pour que, sous l'influence de causes légères localisant plus particulièrement le travail régressif du côté du cerveau, elle aboutisse d'elle-même à la paralysie générale ; d'autres fois, ne faisant, elle aussi, que fournir un terrain favorable à l'action d'autres causes, c'est-à-dire créant un état de *moindre résistance organique*.

3° Se manifestant par des troubles divers, parmi lesquels des céphalées, des étourdissements, des crampes ; de la vivacité du caractère, de l'emportement avec parfois un fond de tristesse et de taciturnité ; une facile fatigue cérébrale s'accompagnant d'embrouillement intellectuel et de dépression ; tous symptômes indiquant que, comme chez l'héréditaire cérébral, cette tare porte plus particulièrement sur la cellule nerveuse et sur les vaisseaux.

Donc l'héréditaire cérébral et l'héréditaire arthritique, avant d'aboutir à la paralysie, sont des prédisposés, sont des individus tarés dans leur système nerveux.

Cette tare, en apparence du moins, n'est pas la même dans les deux cas ; constituée par un véritable *senium præcox* atteignant

cellules et vaisseaux dans l'arthritisme, elle est plus particulièrement constituée, chez le cérébral, par une tendance aux
inflammations vasculaires et à la dégénération de la cellule nerveuse.

Eh bien, cette prédisposition, d'autres causes héréditaires que
la cérébralité et l'arthritisme peuvent la réaliser en produisant
soit cette tendance, soit ce *senium præcox*, que nous venons
d'indiquer. Ceci nous ramène à l'étude de l'*hérédité cérébrale par
ramollissement* et à celle de l'*hérédité alcoolique*.

Le cérébral par ramollissement est, on s'en souvient, un sénile,
et ce qu'il transmet à son descendant, c'est une tendance, d'une
part, à réaliser ce qu'il a réalisé lui-même, une sénilité et, d'autre part, à localiser du côté du cerveau le travail qui caractérise
cette sénilité. Aussi, la paralysie générale de l'héréditaire cérébral par ramollissement est une paralysie générale sénile. Par
suite, ainsi que pour l'arthritisme, pendant le développement de
son involution sénile, cet homme peut être considéré comme
en état de prédisposition.

Dans notre étude analytique, ne voulant apporter que des
démonstrations absolument précises, nous avons dû faire quelques réserves relativement à la question de savoir si l'*hérédité
alcoolique* peut donner naissance à une prédisposition à la paralysie générale. Cependant, malgré ces réserves, nous avons été,
pour ainsi dire, obligés d'admettre que oui. Cette manière de
voir s'affirme encore quand on réfléchit, d'une part, aux deux
processus par lesquels l'arthritisme et la cérébralité conduisent à
la paralysie et, d'autre part, à l'influence puissante que peut
exercer dans le même sens l'alcoolisme des ascendants sur les
descendants.

On voit, par exemple, dans certains cas, cet alcoolisme donner
naissance à des lésions organiques diverses du système nerveux
central et, dans d'autres, amoindrir la vitalité des descendants et
créer ainsi une tendance à une sénilité anticipée. Le premier mode
d'action de l'hérédité alcoolique est aujourd'hui admis par tout

le monde ; quant au second, lorsqu'on étudie les causes de la sénilité anticipée, il n'est pas possible de ne pas regarder cette hérédité comme une d'elles.

Qu'y a-t-il, par suite, d'étrange à ce que l'alcoolisme des ascendants puisse réaliser chez le descendant, soit un état plus ou moins semblable à celui que produit l'hérédité cérébrale avec sa tendance aux inflammations des vaisseaux et à la dégénération cellulaire, soit un *senium præcox* plus ou moins semblable à celui de l'arthritisme ?

L'hérédité alcoolique aurait ainsi une double action comme cause productrice d'une prédisposition à la paralysie générale, et cette double action est nettement en rapport avec ce que nous ont montré les faits qui, on se le rappelle, nous ont obligés à diviser en deux groupes nos observations de paralysie générale par hérédité alcoolique : les précoces et les séniles.

L'arthritisme, la cérébralité, l'hérédité alcoolique, seraient, d'après nos observations, les seules causes héréditaires susceptibles de produire une prédisposition à la paralysie générale. Mais certainement il en est d'autres qui peuvent, à un degré de fréquence beaucoup moindre que les précédentes, mais qui peuvent réaliser, soit cette tendance à l'inflammation diffuse des vaisseaux et à une dégénération cellulaire, soit ce *senium præcox*. Nous croyons que la syphilis, la tuberculose et probablement toutes les maladies constitutionnelles infectieuses et diathésiques sont dans ce cas.

Si, en effet, ces maladies transmettent héréditairement, les infectieuses, l'agent de l'infection, les diathésiques, le fond nutritif vicié d'où vont émerger les syndromes variés de la diathèse, elles peuvent parfois, rarement c'est possible, certain même, mais elles peuvent agir différemment. Elles peuvent, agissant non plus comme maladie infectieuse, mais comme maladie constitutionnelle, la tuberculose par exemple, faire simplement du descendant un être diminué dans sa résistance organique générale, un sénile anticipé ; la syphilis, tarer l'embryon de telle façon que son système nerveux, tout comme celui du cérébral, sera moins résistant organiquement, sera prédisposé à réaliser des lésions organiques.

Ce sont là des faits, ce nous semble, assez couramment admis. En tout cas, pour ce qui concerne la sénilité anticipée, envisagée non plus seulement comme cause de paralysie générale, mais dans son ensemble, il serait difficile, sinon impossible, de l'expliquer, si on ne faisait pas intervenir les grandes causes héréditaires dont nous venons de parler.

Que ces faits soient rares en ce qui concerne la paralysie générale, c'est vrai, tellement que pour la tuberculose elle-même nous n'avons pu dégager nettement son influence, mais ils peuvent exister.

Peut-être même, si on pouvait suivre l'action des grandes maladies constitutionnelles à travers plusieurs générations successives, on y trouverait l'explication de la production de l'hérédité cérébrale par attaques.

Certains faits très précis nous font, en effet, nous demander si cette cérébralité n'a pas été produite par l'arthritisme, par exemple, et si elle ne représente pas un travail local qui s'est émancipé à un moment donné de sa cause première. C'est ainsi que nous avons pu voir, par exemple, un grand-père rhumatisant donner naissance à un fils rhumatisant avec manifestations cérébrales, et ce fils procréer à son tour un descendant qui a tous les attributs du cérébral, sans paraître être entaché de rhumatisme.

Mais nous n'insistons pas sur ce point, et après avoir rappelé que certaines maladies infectieuses aiguës, que le traumatisme, peuvent parfois créer une prédisposition à la paralysie générale, après avoir ajouté que certaines autres maladies de l'enfance et peut-être de la gestation sont probablement susceptibles d'agir dans le même sens, laissons de côté l'étude de ces causes et revenons à la prédisposition elle-même envisagée dans les trois sources principales que mettent au jour nos observations : l'hérédité cérébrale, l'hérédité arthritique et l'hérédité alcoolique.

PRÉDISPOSITION.— Cette prédisposition, peu ou prou marquée, existe chez l'immense majorité des paralytiques généraux ; nous la trouvons dans 86 % des cas, c'est-à-dire que 86 paralytiques généraux sur cent portent en germe, de par leur hérédité, la maladie dont ils sont atteints.

Elle est donc très fréquente ; aussi, nous basant sur sa constitution intime, nous aurions voulu la désigner par un mot qui la caractérisât. Malheureusement, elle ne s'est pas révélée, en apparence du moins, toujours semblable à elle-même.

Nous disons en apparence du moins, nous verrons, en effet, plus tard en nous occupant de son évolution et de son aboutissant qu'elle représente dans l'un et l'autre cas une tendance dégénérative. Mais n'anticipons pas, et, si actuellement nous voulons la représenter par une idée concrète, il faut ne pas nous attacher à sa constitution intime, mais à ce fait que, quelle que soit sa cause productrice, elle représente une MOINDRE RÉSISTANCE ORGANIQUE, moindre résistance pouvant être locale ou se rattacher à un état général.

C'est cette moindre résistance organique qui nous servira à la désigner, et sous les auspices de notre savant collègue, M. Castets, professeur à la Faculté des Lettres, nous proposons pour cela le terme de MÉIONEXIE qui, sans rien préjuger, veut dire simplement moindre force de l'état organique.

Voyons maintenant comment notre individu taré, notre méionexique, arrive à la paralysie générale.

A ce propos, une distinction est à faire. Si nous ne savons pas comment est constituée dans son fond la méionexie, l'observation clinique nous la montre, nous l'avons établi précédemment, avoir une importance bien différente suivant les cas. Ici, elle est pathogène, là, elle fournit seulement un terrain d'application favorisant l'action d'autres causes. Nous étudierons aux causes multiples ce dernier ordre de faits, et nous ne nous occuperons pour le moment que du premier.

Pour nous rendre compte comment la méionexie aboutit d'elle-

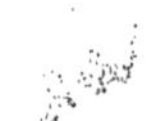

même à la paralysie générale, revenons aux deux grandes causes
qui la produisent le plus souvent et que nous avons plus particulièrement étudiées à ce point de vue, dans la première partie
de ce travail, à l'arthritisme et à la cérébralité.

Nous rappelons brièvement les résultats auxquels les faits nous
ont conduits à ce sujet.

L'arthritisme, en déviant les mutations nutritives, accumule
dans le sang des principes toxiques qui irritent les vaisseaux,
dégénèrent les éléments nobles du système nerveux et aboutissent, en définitive, à la sénilité avec son cortège habituel de
lésions, dégénération des cellules nerveuses, inflammation et
encrassement calcaire des vaisseaux, avec propagation de l'inflammation aux tissus de soutènement, c'est-à-dire production
de l'ensemble des altérations qui caractérisent anatomiquement la
paralysie générale. Dans ce cas, les lésions cérébrales se rattachent
à un processus général qui, sous l'influence de causes diverses,
pour la connaissance et la manière d'agir desquelles nous renvoyons à notre étude analytique, fait sentir plus particulièrement
ses effets du côté du cerveau.

Dans la cérébralité, rien de semblable, pas de processus
général, tout se passe du côté de l'encéphale ; la méionexie, en
évoluant, aboutit, ainsi que l'ont démontré Bouchard et Charcot,
à une inflammation des vaisseaux, à une artérite diffuse s'accompagnant, nous l'avons montré, d'une dégénération cellulaire ;
puis, l'inflammation se propage aux organes de soutènement.

Arthritisme et cérébralité ne semblent donc pas conduire à la
paralysie générale par le même processus. Le premier y conduit
par la sénilité, avec ses suites, inflammation vasculaire et péri-
vasculaire, encrassement des vaisseaux et dégénération cellulaire.
Le second y conduit par un travail d'inflammation et de dégénération débutant par les vaisseaux et les éléments nobles.

Mais, pour différents qu'ils soient dans leur évolution, ces
processus aboutissent aux mêmes résultats, inflammation diffuse
et dégénération cellulaire, et, par suite, les résultats anatomiques

étant, somme toute, semblables, on comprend que le tableau clinique soit le même.

La seule différence qui existe entre eux, c'est l'infiltration calcaire produite par la sénilité, mais cette infiltration est secondaire.

C'est tellement vrai que nous avons vu l'arthritisme pouvoir arriver à la paralysie générale à une période relativement peu avancée de l'involution sénile, alors que les dépôts calcaires commencent à peine à se produire dans le système circulatoire, preuve évidente que ces dépôts ont peu d'influence.

C'est évidemment en suivant les mêmes voies que le méionexique né d'autres causes, hérédité alcoolique, syphilis, tuberculose, aboutit aussi à la paralysie générale. C'est, soit en réalisant un état plus ou moins semblable ou tout à fait semblable à celui de l'héréditaire cérébral, soit en réalisant une sénilité. Seulement, dans ce dernier cas, cette sénilité, au lieu d'être due à une viciation de la nutrition comme dans l'arthritisme, est due simplement à une moindre résistance vitale, qui fait que l'individu vieillit plus vite qu'un autre.

En résumé donc : 1° Les causes pathogènes héréditaires créent chez le descendant une *prédisposition* qui, dans certains cas, représente un véritable *senium præcox*, qui toujours indique une *moindre résistance organique*, d'où le nom de *méionexie*, que nous avons proposé pour la désigner d'une manière générale sans rien préjuger de son fond ;

2° La méionexie représente, ou bien une tare directe du système nerveux, comme dans l'hérédité cérébrale, ou bien est l'expression d'un état général, d'une sénilité en voie d'évolution produite soit par l'arthritisme, soit par une tare héréditaire modifiant la résistance vitale de l'ensemble de l'organisme ;

3° La méionexie aboutit à la paralysie générale, ou par le processus de la sénilité, ou par un processus d'inflammation et de dégénération banales. Mais, dans l'un et l'autre cas, ces processus réalisent les mêmes lésions d'inflammation diffuse et de dégénération cellulaire, et, par suite, le tableau clinique de la maladie reste le même dans son fond.

II.

CAUSES PATHOGÈNES ACQUISES.

L'alcoolisme est la seule cause de cet ordre que nos observations nous ont montré pouvoir produire par elle seule la paralysie générale. Comme pour l'arthritisme et la cérébralité, nous avons dans notre étude analytique indiqué comment cette cause arrive à réaliser la paralysie générale.

Elle produit : 1° des lésions d'inflammation des vaisseaux, d'où s'irradient, comme d'autant de foyers, des trainées d'inflammation qui se généralisent aux enveloppes et à la névroglie ;

2° Des altérations de la cellule cérébrale qu'elle dévie et dégénère. Ces diverses lésions mettent un temps plus ou moins long, des années souvent, pour aboutir à la paralysie générale et se traduisent alors par des troubles divers, intellectuels, moteurs et sensitifs. Pendant cette période, le futur paralytique général est dans un véritable état de *méionexie*. Puis, le travail anatomique évoluant aboutit aux lésions ordinaires de la maladie avec son inflammation diffuse et sa dégénération cellulaire.

Ici encore, si la cause est autre, si le processus est différent, le résultat anatomique est le même que celui auquel aboutissent les autres causes pathogènes, et on comprend qu'une fois constituée, la physionomie clinique de la maladie soit, elle aussi, la même.

III.

CAUSES MULTIPLES.

Ordinairement, ce n'est pas une cause unique qui produit la paralysie générale, mais des causes multiples qui associent pour cela leurs effets. Ces causes sont diverses : excès de tous genres, maladies infectieuses aiguës, traumatisme, tabagisme, causes morales, etc., et elles s'unissent entre elles de façon très variable, ainsi qu'on peut s'en rendre compte en se reportant aux tableaux des pages 4 et 5. Mais, 96 fois sur cent derrière elles, existe une des causes pathogènes que nous avons étudiées, c'est-à-dire qu'il existe une prédisposition, une méionexie.

Cette prédisposition, nous avons déjà insisté sur ce point, peut être plus ou moins importante. Parfois, elle est telle que les autres causes ne font qu'activer son évolution, et on peut dire que la paralysie générale produite relève complètement d'elle pathogéniquement. D'autres fois, elle ne germe pas, elle ne fait que fournir un terrain d'application qui favorise l'application d'autres causes; c'est ce que nous avons vu très nettement à propos de l'alcoolisme. Nous avons montré, en effet, dans notre étude analytique, que, lorsque l'acool agit seul pour produire la paralysie générale, il traduit son action sur le cerveau longtemps avant le développement de cette dernière, tandis que, lorsqu'il agit sur un cerveau taré par la cérébralité ou l'arthritisme, il peut produire la maladie d'emblée, sans passer par cette phase prémonitoire.

Nous avons étudié précédemment l'évolution de la méionexie aboutissant d'elle-même à la paralysie générale, voyons ce qui se passe lorsqu'elle joue simplement le rôle de terrain.

Evidemment, ici comme là, elle représente toujours la même tendance, une tendance aux lésions organiques, et on comprend qu'elle favorise l'action d'autres causes dont les efforts seraient insuffisants pour produire la maladie. Seulement, il faut pour cela que ces causes agissent dans le même sens qu'elle. Or, il en est bien ainsi, et pour le prouver nous n'avons qu'à les passer successivement en revue.

Les infections aiguës produisent, tout le monde l'admet, des lésions inflammatoires et dégénératives des vaisseaux et des cellules cérébrales; il en est de même des excès alcooliques. Il en est de même aussi des excès génésiques et, d'une manière générale, de tous les excès qui usent la cellule et irritent le système nerveux. Il n'est pas jusqu'aux travaux intellectuels, jusqu'aux causes morales qui n'agissent dans le même sens sur un cerveau prédisposé. Voyez, par exemple, l'arthritique faisant des excès de travail intellectuel, ses digestions deviennent difficiles, des congestions se produisent du côté de la tête, son intelligence se fatigue, s'embrouille, et il a volontiers des vertiges. Ce même arthritique, sous l'influence de causes morales, sera d'une émotivité exagérée, il s'assombrira, verra tout en noir à la moindre des choses, ne pourra se débarrasser d'une idée triste de peu d'importance qui l'obsèdera ; aura des douleurs de tête et très volontiers des congestions du côté de l'encéphale.

Bref, c'est en agissant dans le même sens que la prédisposition, en diminuant de plus en plus la résistance organique du système nerveux, en le congestionnant, en l'irritant, en usant la cellule, que les causes diverses que nous étudions en ce moment arrivent à réaliser les lésions anatomiques caractéristiques de la paralysie générale.

Les causes peuvent donc être multiples, leur action s'exerçant dans le même sens que la prédisposition, dans un sens qui lui est tracé d'avance par celle-ci, sur laquelle elles s'appuient, le résultat revient à celui obtenu lorsqu'agit une cause unique.

On comprend ainsi, malgré la diversité des causes, malgré les différences du processus, l'unité symptomatique, l'unité clinique de la paralysie générale, puisque toutes ces causes arrivent à des lésions anatomiques de même ordre et atteignent les mêmes éléments fonctionnels.

Une pneumonie, une néphrite chroniques, qu'elles soient de n'importe quelle nature, se révèlent toujours à nous avec une même symptomatologie, du moins dans ses traits essentiels.

Voilà donc, malgré la diversité des causes, malgré la non-identité du processus, reconstituée et expliquée, l'*Unité clinique de la paralysie générale.*

CHAPITRE III.

NATURE.

Nous avons suivi, dans le chapitre précédent, la genèse d'après laquelle, sous l'influence des causes, se développent les lésions de la paralysie générale. Quelle idée nous faire de ce travail anatomique ? Voilà une première question qui se pose actuellement à nous. Une seconde est la suivante : Ce travail est-il toujours de même nature ; en d'autres termes, unité clinique est-il synonyme d'unité pathogénique ?

I.

Idée qu'on doit se faire du travail anatomique.

L'étude des différentes causes que nous avons passées en revue dans la première partie de ce travail nous a amenés à cette notion :

1° Que le travail anatomique auquel aboutit la méionexie et qui caractérise la paralysie générale est un double travail d'inflammation diffuse et de dégénération cellulaire ;

2° Que l'altération cellulaire existe dès le début de la maladie et, par conséquent, est primitive au même titre que l'inflammation.

Ceci mérite explication. On sait que, pour toute une école, les altérations cellulaires qui existent dans la paralysie générale sont consécutives aux lésions inflammatoires. Ce serait la névroglie sclérosée qui enserrerait dans ses mailles, dégénérerait et atrophierait les cellules cérébrales, comme le fait la cirrhose hépatique pour les cellules du foie. L'inflammation des enveloppes et du tissu de soutènement serait ainsi la grande coupable; la paralysie générale se résumerait en une sclérose interstitielle diffuse, et la dégénération cellulaire serait secondaire.

La clinique ne nous permet pas de nous rattacher absolument à cette manière de voir. Certes, nous ne nions pas que le tissu interstitiel, une fois sclérosé, ne puisse dégénérer et atrophier les éléments nobles, ce serait nier l'évidence. Nous ne nions pas davantage que les troubles circulatoires, qui sont liés aux lésions des vaisseaux, ne retentissent sur la nutrition de la cellule et ne soient un facteur important des altérations qu'elle subit, et cela dès le début de la maladie, nous ne nions rien de tout cela. Mais nos observations nous montrent sans conteste,—que nous étudiions la prédisposition, la préparation ou l'éclosion de la maladie —, les cellules cérébrales être déjà atteintes dans leur fond avant cette altération secondaire, et, par suite, cette atteinte être primitive au même titre que l'inflammation.

Voilà ce que nous avons voulu dire en parlant de dégénération cellulaire et d'inflammation. Nous avons voulu indiquer simple‑ ment que la cellule est atteinte primitivement. Nous n'avons pas eu la pensée de séparer ces deux ordres d'altérations. Elles relè‑ vent de la même cause, elles sont par conséquent de même ordre, et tout semble indiquer qu'elles sont de modalité inflammatoire.

Mais cette inflammation est-elle une inflammation franche?

Nous pouvons hardiment répondre non pour tout un groupe de paralysies générales, celles qui relèvent de la sénilité, que celle-ci soit due à l'arthritisme ou à une résistance vitale moindre. Dans ces cas, nous avons sans conteste affaire à une inflammation régressive, dégénérative. On peut en dire autant, à notre avis, des paralysies générales qui relèvent de l'alcoo‑ lisme. L'alcool a de la tendance à dégénérer en même temps qu'à enflammer, et c'est si vrai que le paralytique général alcoolique dont la maladie est de longue durée devient tout naturellement un artério-scléreux. On n'a pour s'en convaincre qu'à se reporter à nos observations.

De sorte que, dans les cas où la démence paralytique est symptomatique d'un état général, le travail inflammatoire est marqué au coin de la dégénération.

Eh bien, il est certain pour nous qu'il en est ainsi encore lorsque la maladie est locale, c'est-à-dire lorsqu'elle relève, soit de l'hérédité cérébrale, soit de causes multiples agissant sur un terrain préparé. Si, dans ces cas, l'infiltration calcaire ne vient pas, comme dans les précédents, démontrer d'une manière irréfutable le caractère dégénératif du travail anatomique, ce caractère n'en existe pas moins. On n'a, pour s'en convaincre, qu'à lire les descriptions, données par les auteurs, des lésions de la paralysie générale, et dans lesquelles sont nettement indiquées des dégénérescences diverses, graisseuse, pigmentaire, colloïde, des vaisseaux enflammés. Si bien que l'étude de la genèse de la maladie nous amène vers cette conclusion que la DÉGÉNÉRATION est à la base du travail anatomique de la paralysie génerale. L'inflammation qui caractérise ce travail n'est donc pas une inflammation franche, c'est une DÉGÉNÉRATION INFLAMMATOIRE OU, si l'on veut, une INFLAMMATION DÉGÉNÉRATIVE qui, dès le début, porte sur les éléments nobles et sur les autres parties du cerveau: c'est-à-dire qui est *parenchymateuse* et *interstitielle*.

Telle est l'idée que l'étude de la genèse de la paralysie générale nous amène à nous faire du travail anatomique. L'élément inflammatoire peut être dans certains cas prédominant, le travail dégénératif l'est dans d'autres ; c'est ce que démontre d'une manière très précise l'analyse à laquelle nous avons soumis les diverses causes de la maladie.

Mais cette genèse nous montre encore autre chose, c'est le rôle considérable que jouent les vaisseaux dans la production des lésions interstitielles de la paralysie générale. L'étude de la prédisposition à son début, celle de son évolution, tout nous invite à penser, étant donnés les troubles observés, que les vaisseaux sont le point de départ de cette inflammation et que c'est d'eux que celle-ci s'étend au tissu de soutènement. Et cette manière de voir s'affirme quand on étudie chacune des causes isolément.

Dans l'hérédité cérébrale, les recherches de Bouchard et de Charcot démontrent très nettement l'atteinte première des vaisseaux.

Dans l'alcoolisme, nos expériences sur les chiens prouvent, elles aussi, cette même atteinte et montrent en même temps la propagation de l'inflammation des vaisseaux aux tissus environnants.

Dans l'arthritisme, ce sont certainement aussi les vaisseaux qui sont atteints primitivement par les produits accumulés dans l'économie. Il en est de même dans la sénilité ordinaire.

Les vaisseaux jouent donc un rôle capital dans la production de l'inflammation interstitielle, qu'on constate dans la paralysie générale.

II.

NATURE.

Le travail anatomique est-il toujours de même nature ; l'unité clinique de la maladie entraîne-t-elle son unité pathogénique ?

Les faits répondent nettement à ce sujet par la négative.

D'abord, un premier point qui se dégage de l'observation : La paralysie générale peut être ou bien une maladie locale, ou bien une maladie localisée, c'est-à-dire symptomatique d'une maladie générale.

Maladie locale, elle l'est chez l'héréditaire cérébral et dans ces cas les plus nombreux où, sur un terrain préparé, la maladie se développe sous l'influence de causes multiples.

Maladie localisée, elle l'est dans tous les cas de sénilité, que celle-ci soit sous la dépendance d'une moindre résistance vitale ou d'une déviation nutritive, comme dans l'arthritisme; elle l'est encore lorsqu'elle est due à l'alcoolisme.

Cette différence d'origine entraîne déjà à penser à une différence de nature ; il en est de même de la différence des processus. Cette manière de voir se précise lorsqu'on étudie le second groupe de faits, celui dans lequel la maladie est symptomatique d'un état général. Les conclusions auxquelles nous a conduits l'étude analytique de l'arthritisme et de l'alcoolisme sont nettes à ce sujet. Cette étude, en effet, montre ces deux causes, tout en produisant une paralysie générale vraie, traduire, dans nombre de cas, leur influence pathogénique par des symptômes qui leur sont propres et qui prouvent sans conteste que les lésions produites leur appartiennent.

De sorte que l'observation clinique nous amène à admettre, dans l'état actuel de nos connaissances, quatre groupes pathogéniques de paralysies générales.

1° *Une paralysie générale, maladie locale*, la plus fréquente, dans laquelle le travail d'inflammation dégénérative ne semble avoir rien de spécial.

2° *Une paralysie générale par sénilité*, dans laquelle le processus anatomique est le processus ordinaire de l'involution sénile, bien que celle-ci soit le plus souvent anticipée.

3° *Une paralysie générale arthritique*, qui rentre par ses caractères dans le groupe des paralysies générales par sénilité, mais qui s'en distingue par un travail qui a quelque chose de spécial emprunté à la diathèse.

4° *Une paralysie générale alcoolique*, dans laquelle le travail anatomique emprunte aussi quelque chose de spécial à la cause première.

Nous disons dans l'état actuel de nos connaissances; plus tard peut-être, le grand groupe des paralysies générales, maladie locale, pourra être dissocié au point de vue pathogénique, mais, pour le moment, son unité s'impose.

Donc, malgré l'unité clinique, la paralysie générale n'est pas une dans sa nature. Elle doit se diviser en quatre groupes :

1° *La paralysie générale, maladie locale.*
2° *La paralysie générale sénile.*
3° *La paralysie générale par arthritisme.*
4° *La paralysie générale alcoolique.*

Les trois derniers groupes représentent une maladie localisée.

III.

Cette distinction pathogénique nous amène tout naturellement à une question de DIAGNOSTIC DIFFÉRENTIEL :

Est-il possible de distinguer l'un de l'autre les quatre groupes de paralysies générales que nous venons d'établir?

La recherche des causes fournit à ce sujet de précieuses indications. Il est certain que, lorsqu'on ne trouve dans les antécédents d'un paralytique général que le seul alcoolisme, ou le seul arthritisme, on conclura à la nature de la maladie. Mais l'étude analytique à laquelle nous avons soumis chacune des grandes causes pathogènes peut souvent fournir des indications diagnostiques précieuses tirées de la symptomatologie.

Nous nous sommes trop largement étendus sur ce point de vue dans la première partie de ce travail, pour pouvoir y revenir ici sans nous répéter, et nous nous contentons de renvoyer à ce sujet le lecteur aux chapitres I et IV, qui traitent de la paralysie générale sénile (pag. 34-35), de la paralysie générale arthritique (pag. 33-42) et de la paralysie générale alcoolique (pag. 100-108).

Mais, on le sait, si la syphilis ne peut pas donner naissance à la paralysie générale vraie, elle peut réaliser l'ensemble des symptômes propres à cette maladie, elle peut réaliser ce que nous avons désigné sous le nom de paralysie généralisée syphilitique. Par suite, lorsqu'on est en présence d'un paralytique général, on doit se demander si on n'est pas en présence d'un individu atteint de syphilis cérébrale.

Ici encore, nous avons indiqué dans le chapitre consacré à la syphilis les caractères qui distinguent la paralysie généralisée syphilitique de la paralysie générale vraie (pag. 120-121)[1]. Nous n'y reviendrons donc pas plus que sur la pseudo-paralysie générale alcoolique (pag. 78-81).

[1] Voir en outre : Mairet; *Aliénation mentale syphilitique*. Paris. Masson, 1893.

TROISIÈME PARTIE

TRAITEMENT

Le traitement d'une maladie quelconque dépend naturellement de la manière dont on comprend cette maladie. A ce point de vue, l'étude des faits nous a montré très nettement :

1° Que toute paralysie générale est constituée par un travail de dégénératiou et d'inflammation, par une inflammation dégénérative.

2° Que ce travail n'est pas toujours de même nature.

D'où, en ce qui concerne la maladie, deux sources d'indications; l'une provenant de la modalité inflammatoire et dégénérative du travail anatomique ; l'autre provenant de sa nature et, par suite, deux sortes de traitements, l'un pathogénique, l'autre qu'on peut appeler anatomique.

Ce dernier traitement est commun à toutes les paralysies générales, puisque toutes sont caractérisées par un travail de dégénération et d'inflammation ; le traitement pathogénique, lui, est variable naturellement suivant la nature de la maladie.

Nous disons : suivant la nature de la maladie. Nous venons de voir que, à cet égard, la paralysie générale doit être divisée en quatre groupes.

La paralysie générale, maladie locale, de beaucoup la plus fréquente et dans laquelle le travail anatomique n'a rien de spécial, c'est-à-dire doit être, dans l'état actuel de la science, regardé comme banal, ordinaire, et les paralysies générales symptomatiques d'un état général, sénilité, arthritisme ou alcoolisme, et dans lesquelles le travail anatomique, du moins pour les deux dernières, a quelque chose de spécial.

Le premier groupe ne fournit donc pas, de par sa nature, d'indications particulières ; c'est le traitement de la dégénération et de l'inflammation sans étiquette, c'est le traitement anatomique qui, de ce fait, prend, on le voit, une importance considérable, puisqu'il s'adresse à toutes les paralysies générales et qu'il est le seul applicable au groupe qui réunit le plus grand nombre de cas de cette maladie. C'est ce traitement que nous étudierons tout d'abord.

CHAPITRE PREMIER.

TRAITEMENT ANATOMIQUE

L'inflammation chronique et la dégénération, ces deux termes qui caractérisent le travail anatomique de la paralysie générale, sont l'une et l'autre une source d'indications et veulent, par suite, être étudiées séparément. Mais il est encore un autre élément qui doit attirer l'attention du médecin : ce sont les troubles circulatoires, qui, on le sait, jouent un très grand rôle dans la démence paralytique. Non seulement la genèse de la maladie, mais encore la symptomatologie avec ses congestions passives et actives, et l'anatomie pathologique avec ses dilatations et ses lésions vasculaires diverses révèlent l'importance de cet élément.

Nous étudierons donc successivement ainsi les sources d'indications anatomiques : l'*inflammation*, les *troubles circulatoires*, la *dégénération*.

I.

INFLAMMATION.

Nous pouvons être bref sur le traitement de l'inflammation. Il n'a rien de particulier dans la paralysie générale, c'est celui de toute inflammation chronique, et deux méthodes thérapeutiques lui sont applicables, la méthode révulsive et la méthode résolutive.

Méthode révulsive. — Attirer le sang loin du point malade, telle est, au début de la maladie, une indication importante. Pour la remplir, les moyens sont divers et consistent en révulsifs appliqués :

a) Sur les extrémités inférieures, sous forme de *bains de pieds sinapisés*, de *sinapismes*, etc.

b) Sur l'extrémité inférieure du tube digestif, sous forme :

De *sangsues* appliquées à l'anus, en petit nombre, une, deux, trois, quatre, dans le but, non pas d'enlever du sang, mais d'attirer ce liquide de ce côté.

De *drastiques*, l'aloès, par exemple, qu'on donne en petite quantité le soir au coucher, une fois la digestion faite.

Ces sangsues, ces drastiques, on les applique ou on les administre plus ou moins fréquemment suivant les indications.

Ces divers moyens sont de mise, non seulement au début de la maladie, mais chaque fois que, dans le cours de celle-ci, quelque poussée se produit du côté de l'encéphale.

Mais quand le travail est définitivement localisé, ce qui ne tarde pas à se faire et ce qui existe ordinairement lorsque le médecin, surtout le médecin aliéniste, voit le malade pour la première fois, la révulsion doit faire place à la *dérivation*, c'est-à-dire à une méthode semblable, mais dans laquelle les agents s'appliquent près du point malade. Le dérivatif qui nous donne les meilleurs résultats, est l'antique *séton* placé à la nuque, ou bien un ou deux *cautères* appliqués en cette même région, de chaque côté de la colonne vertébrale. Ce séton ou ces cautères doivent être entretenus pendant des semaines, même des mois.

Méthode résolutive. — Le médicament qui en fait la base est l'*iodure*, iodure de potassium ou de sodium, administré à des doses variant entre 0,50 centigrammes et 3 grammes dans les 24 heures. Nous le donnons, soit pendant les repas, soit plus souvent dans leur intervalle et dans du lait. Nous le continuons pendant trois semaines ou un mois ; nous le suspendons pendant quinze jours ou trois semaines ; nous le reprenons et ainsi de suite.

II.

TROUBLES CIRCULATOIRES.

Nous aurions pu confondre l'étude thérapeutique de ces troubles avec celle de l'inflammation dont ils font partie ; toutefois, étant donnée leur importance, nous avons cru devoir les étudier à part. Nous avons essayé contre eux différents agents et, en particulier, la *digitale* et le *seigle ergoté*, soit seuls, soit réunis dans une même potion, suivant la formule que voici, par exemple.

> Feuilles de digitale .... 0^{gr},50 à 1 gram.
> Infusion........................ 90 gram.
> Ajouter: Ergotine Bonjean.............. 0^{gr},20 à 0^{gr},40
> Eau de laurier cerise.......... 4 gram.
> Sirop........................ 30 gram.

A prendre dans les 24 heures par cuillerée, dans l'intervalle des repas.

Nous n'avons jamais obtenu de bons résultats de ces divers agents ; le seul qui nous réussisse est le *massage* pratiqué méthodiquement et non pas le simple pétrissage des muscles. Le massage dans lequel la tête est respectée se fait tous les deux jours et peut être suivi d'un lavage à l'eau tiède ou froide.

III.

Dégénération.

Le tissu nerveux subissant un travail dégénératif, il faut le soutenir dams son fond, le rendre plus résistant, le tonifier sans l'exciter.

Les moyens propres à obtenir ce résultat peuvent être divisés en moyens internes et moyens externes.

Moyens internes. — En tête des agents de cet ordre, il faut sans conteste placer le *quinquina*. C'est pour nous le meilleur, nous dirions volontiers le seul agent réellement tonique du système nerveux, dans le sens que nous indiquions tout à l'heure. Plus nous allons, plus nous l'employons, plus nous sommes satisfaits de ses effets. Nous l'administrons, soit sous forme de décoction, soit sous forme d'extrait auquel nous ajoutons ou non une certaine quantité de quinine.

Sous forme de *décoction.* — Nous faisons mettre dans deux verres d'eau froide quatre à cinq grammes d'écorce de quinquina, on fait bouillir jusqu'à ce que la quantité d'eau soit réduite à un verre, on filtre et on mélange ce verre de décoction à un verre de lait, ce qui fait deux verres de liquide, qu'on administre en deux fois, entre les repas.

Sous forme *d'extrait.*— Nous donnons de deux à quatre grammes d'extrait de quinquina dans les 24 héures soit seul, soit associé à un peu de sulfate de quinine, 0,20 à 0,30 centigrammes.

Quand le malade peut et veut prendre des pilules, c'est sous cette forme que nous l'administrons. Nous formulons, par exemple, pour chaque pilule :

$$\text{Extrait de quinquina.................} \quad 0^{\text{gr}},18$$
$$\text{Sulfate de quinine....................} \quad 0^{\text{gr}},02$$

A prendre de 10 à 15 pilules dans les 24 heures.

Quand le malade ne peut, pour une raison ou pour une autre, prendre des pilules, nous formulons alors une potion comme la suivante :

Extrait de quinquina............,...	2 à 4^{gr}
Eau de laurier-cerise......	3^{gr}
Sirop simple........................	60^{gr}
Eau..... ....·..................	60^{gr}

On peut ajouter : Sulfate de quinine 0^{gr},20 et acide tartrique 0^{gr},20

Au quinquina nous ajoutons volontiers — bien que nous ne soyons pas encore absolument fixés sur leur importance dans la paralysie générale — *des phosphates*, bi-phosphates, lacto-phosphates, glycéro-phosphates, etc., que nous donnons au moment des repas.

Lorsque toute trace de congestion a disparu, lorsque le paralytique général est arrivé à cette phase, dans laquelle le système nerveux est déprimé, lent, atone, nous nous trouvons bien de l'emploi de la *strychnine* et des injections de *liquide testiculaire*.

Nous donnons la strychnine à des doses variables, suivant les effets produits, de un à cinq milligrammes, sous forme de granules.

Quant aux injections de liquide testiculaire, leurs effets nous paraissent bien différents suivant qu'on se sert de préparations faites à l'avance, industriellement, ou de préparations faites dans le laboratoire même, et injectées toutes fraîches au malade. Tandis que les premières sont à peu près inertes, les secondes nous donnent assez souvent de bons résultats. On voit, par exemple, dans des cas de paralysie générale à prédominance dégénérative ou dénutritive, ces injections remonter rapidement le malade, non seulement dans sa nutrition générale, mais encore dans son système nerveux, qui se raffermit.

Moyens externes. — *L'hydrothérapie* est, elle aussi, dans certaines de ses applications, un puissant tonique du système nerveux, et nous l'employons volontiers comme tel dans la paralysie générale.

a) Sous forme de *lavage à l'eau tiède ou à l'eau froide* aromatisée d'eau-de-vie de lavande. Ces lavages peuvent se faire une ou deux fois par jour, le matin au lever et le soir au coucher. Ils sont suivis de frictions ; pendant leur durée, il faut avoir soin de maintenir les pieds du malade dans l'eau chaude, et, si cela ne suffit pas pour éviter les congestions du côté de la tête, d'appliquer sur celle-ci un linge trempé dans l'eau froide.

b) Sous forme de *bains aromatiques* et de *bains sulfureux*.

La *douche générale* est rarement de mise dans la paralysie générale ; cependant lorsque la convalescence commence à s'établir, elle peut être utile, mais il faut avoir soin, avant de l'administrer, de congestionner les extrémités inférieures avec de l'eau chaude et de respecter la tête.

Tels sont les différents moyens qui nous donnent les meilleurs résultats dans le traitement anatomique de la paralysie générale. Ils demandent naturellement à être combinés entre eux suivant l'époque de la maladie. Mais on peut dire, d'une façon générale, que le quinquina, l'iodure, les révulsifs sont de mise à toutes les époques avec une prédominance des uns ou des autres, suivant que domine l'inflammation ou la dégénération.

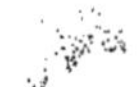

CHAPITRE II.

TRAITEMENT PATHOGÉNIQUE

Paralysie générale sénile. — La sénilité n'est malheureusement pas un facteur pathogénique qui puisse fournir des indications thérapeutiques utiles. Aussi, ne faisons-nous que signaler pour mémoire ce genre de paralysie générale. Nous insisterons cependant sur ce fait, que ce sont les moyens s'adressant plus particulièrement à la dégénération, qui sont surtout de mise ici, en même temps que les reconstituants généraux et les iodures. Dans ces cas, en effet, tout ce qu'on peut espérer, c'est ralentir la marche envahissante trop rapide de la maladie et redonner quelque force au système nerveux.

Paralysie générale arthritique. — Ce genre de paralysie étant aussi essentiellement sénile, c'est l'élément dégénératif qui fournit, dans la grande majorité des cas, l'indication thérapeutique principale. Cependant, la diathèse pose de son côté des indications qui ne doivent pas être négligées.

Les *alcalins internes* et *externes*, les bains sulfureux qui jouent un double rôle tonique et antidiathésique peuvent rendre des services. Mais, nous devons le reconnaître, ce genre de paralysie est très rebelle au traitement.

Cependant nous sommes parvenus dans plusieurs cas à redonner davantage de tonicité au système nerveux. Sous son influence, plusieurs paralytiques généraux ont pu quitter l'Asile, dans un état plus ou moins semblable à celui du malade qui fait l'objet de notre observation I. Cet homme qui, lors de son entrée à l'Asile,

présentait un délire hallucinatoire avec démence avancée et troubles paralytiques généralisés, en sortait six mois après en état de
réelle et importante amélioration. Le délire avait disparu, l'intelligence avait repris de la tonicité, de même que le système musculaire dont tous les mouvements étaient plus fermes et plus
précis.

De plus, nous avons deux observations, qui nous portent à
penser que, lorsque la sénilité n'est pas complètement constituée,
on peut non seulement arrêter la marche envahissante de la
maladie, mais peut-être même amener la guérison. Toutefois, il
n'y a pas encore suffisamment de temps que ces deux paralytiques généraux semblent rétablis, pour pouvoir affirmer d'une
façon absolue la guérison; il n'y a, pour l'un, que dix-huit mois
et, pour l'autre, un an.

Paralysie générale alcoolique. — C'est dans ce genre de paralysie que le traitement pathogénique donne les meilleurs résultats.
Ce traitement n'est autre que celui de l'alcoolisme ordinaire.

Nous mettons nos malades au régime lacté, mais au régime
lacté mitigé, c'est-à dire que nous donnons une soupe au lait à
chaque repas, du lait en quantité plus ou moins considérable,
trois litres environ par jour et, à chacun des deux principaux
repas de la journée, un plat de viande ou de poisson.

Nous administrons l'*opium* à des doses variant entre 10 et 20
centigr. et de l'*iodure*.

Nous agissons autant que possible sur la peau, par des *lavages suivis de frictions*, par la sudation dans le *drap mouillé*,
par les *bains de vapeur* même. Seulement dans tous ces cas, il
faut empêcher les congestions du côté de la tête par des applications d'eau froide, d'eau glacée même. Dans les bains de vapeur,
en particulier, il faut non seulement pendant toute la durée du
bain, mais encore pendant la sudation au lit, maintenir et renou-
veler fréquemment les compresses d'eau froide sur la tête.

Voilà la manière de comprendre le traitement de la paralysie
générale à laquelle nous a conduits l'étude de l'étiologie et de

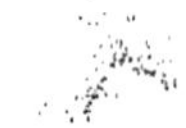

la pathogénie de cette maladie; voilà les méthodes et les agents thérapeutiques auxquels nous nous adressons. Le traitement, reposant ainsi sur une meilleure compréhension du travail anatomique et sur la nature intime de la maladie, est essentiellement actif. Il n'a rien de commun avec cette désespérance thérapeutique qui fait dire à la plupart des auteurs qui se sont occupés de la paralysie générale que, au point de vue du traitement curatif, le médecin est à peu près désarmé et que son rôle se borne, pour ainsi dire, au traitement des symptômes.

Mais changement ne veut pas toujours dire progrès, et nous comprenons que le lecteur se demande si le traitement que nous préconisons vaut mieux, donne de meilleurs résultats que le traitement.... négatif, tranchons le mot, d'aujourd'hui.

La pratique seule peut répondre à ce sujet. Voici ce qu'elle nous apprend :

Depuis vingt ans que nous nous occupons du traitement des aliénés, il y a eu, dans notre manière de soigner les paralytiques, deux périodes à peu près d'égale durée. Dans la première, nous avons pratiqué le traitement ordinaire ; dans la seconde, nous étant fait une opinion plus précise sur les causes et la nature de la maladie, notre traitement est devenu celui que nous avons indiqué. Eh bien ! les résultats que nous avons obtenus ont été, sans conteste, plus heureux dans cette seconde période que dans la première.

Nous nous expliquons.

La paralysie générale est une maladie tellement grave, sa genèse remonte généralement si haut, nous l'avons suffisamment montré, qu'espérer une guérison complète est, dans l'immense majorité des cas, un leurre, et cela, peu importe la nature de la maladie. Cependant, même à ce point de vue, il est un genre de paralysie générale qui peut parfois guérir, c'est la paralysie générale alcoolique.

Nous avons rapporté un cas de cet ordre dans la première partie de ce travail (obs. XXXII). Il s'agit d'un paralytique général alcoolique qui, depuis plus de six ans, a repris ses fonctions dans les contributions indirectes et doit être considéré comme complètement guéri. Nous avons trois autres cas qui parlent dans le même sens, un en particulier vise un officier qui, depuis plus de trois ans, a pu reprendre son service, et de capitaine devenir commandant.

Mais, si les guérisons sont extrêmement rares, moins rares sont les cas où nous obtenons, non pas la *restitutio ad integrum*, mais une rétrocession du travail anatomique, un état cicatriciel du système nerveux, si nous pouvons nous exprimer ainsi, qui fait de celui qui en est atteint un amoindri, mais qui lui permet de vivre de la vie commune, qui lui permet même, si ses occupations sont manuelles, de les reprendre et de paraître aux yeux de tout le monde en état de guérison.

Lorsque les occupations demandent une certaine dépense de force nerveuse, ces hommes ne peuvent plus y suffire, leur portée intellectuelle ne le leur permet plus. Ainsi, un de nos paralytiques généraux qui est dans l'état que nous venons d'indiquer, dirigeait, avant sa maladie, une maison assez importante avec un atelier d'une quarantaine d'ouvriers ; il lui a été impossible de reprendre la direction de sa maison, mais il continue à s'y intéresser et, dans la vie ordinaire, il paraît n'avoir aucune atteinte intellectuelle. Nous avons ainsi plusieurs anciens paralytiques généraux qui depuis quatre, cinq, six ans et même plus vivent au dehors en apparence guéris, mais tarés cependant dans leur système nerveux.

N'est-ce pas là, pour une maladie aussi grave que la paralysie générale, un succès enviable ? Il nous le semble.

Et ces résultats, nous les avons obtenus, non seulement dans la paralysie générale alcoolique, mais encore dans la paralysie générale, maladie locale, chez des héréditaires cérébraux, par exemple, et très probablement dans la paralysie générale arthritique.

Souvent malheureusement, l'amélioration est moins marquée. Ou bien, elle consiste en rémission incomplète, ou bien, en ces modifications que nous indiquions tout à l'heure à propos de la paralysie générale arthritique. Le système nerveux reprend de la tonicité, le délire disparaît, l'intelligence et le système musculaire se raffermissent, et les malades peuvent vivre dans leurs familles. Ces faits sont relativement fréquents.

Ce que donne encore ce traitement et ce qui n'est pas à dédaigner pour le médecin aliéniste, c'est l'atténuation dans l'agitation, c'est le calme.

Les résultats obtenus par notre traitement sont donc : parfois la guérison complète ; plus souvent, une guérison incomplète, le paralytique restant taré dans son système nerveux, bien qu'il paraisse guéri pour les personnes qui ne l'observent pas de près ; un raffermissement du système nerveux et enfin le calme.

Ces résultats peuvent peut-être aussi se produire avec l'expectation ou le simple traitement symptomatique, mais ils sont beaucoup moins fréquents et moins complets.

Seulement pour obtenir soit la guérison, soit même des guérisons incomplètes, il faut de toute nécessité que le traitement soit appliqué dès le début de la maladie, avant l'organisation définitive du travail anatomique et la destruction d'un trop grand nombre de cellules nerveuses. Il faut, en outre, qu'il puisse être fait d'une manière rigoureuse. Aussi, dans tous les cas où existe une agitation un peu marquée, et surtout dans les paralysies générales alcooliques, il est nécessaire que les malades soient isolés, internés même dans un asile. Dans les cas où il n'existe qu'une faible agitation et, lorsque le milieu s'y prête, on peut soigner les malades soit chez eux, soit en les isolant dans quelque villa.

—

Il peut se produire, dans le cours de la paralysie générale, des symptômes qui deviennent des sources d'indications : de l'agitation, des attaques apoplectiformes et épileptiformes et divers troubles relevant des différentes fonctions, tube digestif, foie, reins, cœur, nutrition.

Agitation. — Liée aux congestions et à l'inflammation, l'agitation s'atténue tout naturellement lorsque, sous l'influence du traitement, ces troubles disparaissent. On peut aider cependant à l'action des moyens dirigés contre ces derniers :

1° Par des *bains calmants* d'une durée de trois quarts d'heure à deux et trois heures, suivant le degré d'agitation et de résistance physique du malade. Ces bains, d'une température de 34 à 35°, peuvent être rendus émollients par des décoctions diverses: tilleul, mauve, etc., ou simplement par du son. Il faut éviter, en outre, pendant la durée du bain et à sa sortie toute congestion du côté du cerveau et cela :

a) En ayant soin de n'introduire le malade dans la salle de bain que lorsque toute la vapeur d'eau a disparu ;

b) En maintenant, pendant la durée du bain, un linge trempé dans l'eau froide sur la tête ;

c) En mettant, à la sortie du bain, les extrémités inférieures du malade dans un bain chaud, et cela pendant toute la durée de la friction qui suit le bain ;

2° Par la privation de tout excitant, alcoolique ou autre et par la régularisation des fonctions digestives.

Nous laissons généralement de côté chez le paralytique général les sédatifs internes, tels que les *bromures*, que nous voyons si souvent administrer largement et qui ne font qu'augmenter l'altération du système nerveux. Cependant, il est parfois de toute nécessité d'employer des hypnotiques. Celui que nous préférons est le *sulfonal*, soit seul, soit associé à un peu de *jusquiame*. Mais, autant que possible, c'est à des moyens indirects, *bains, exercices physiques*, etc., que nous nous adressons pour obtenir le calme ; la cellule nerveuse doit être, en effet, absolument respectée dans les paralysies générales, et trop souvent les sédatifs internes n'agissent sur elle qu'en l'atteignant dans ses forces vives.

Les attaques apoplectiformes et épileptiformes sont, pour ainsi dire, la règle dans le cours de la paralysie générale. Parfois, elles sont passagères, fugaces, et quelques révulsifs suffisent à les faire disparaître. D'autres fois, elles sont beaucoup plus graves, elles se répètent à des intervalles rapprochés, coup sur coup, s'accompagnent de fièvre et menacent gravement la vie du malade. Dans ce dernier cas, ce qui nous réussit le mieux, ce sont des applications de *sangsues* derrière les oreilles, quatre, six, huit sangsues, derrière chaque oreille, suivant la gravité des accidents et le degré de résistance des sujets. A ces émissions sanguines, on ajoutera des *révulsifs* sur les extrémités inférieures et le tube digestif et, au besoin, dans les cas où les congestions s'accompagneraient d'agitation, de la *glace* sur la tête.

Le *tube digestif* doit être surveillé attentivement chez le paralytique. Il se produit volontiers des embarras gastro-intestinaux, qui sont le plus généralement passibles des amers. A certains moments, surtout dans les périodes avancées de la maladie, le tube digestif est paresseux, parésié, ne fonctionne plus bien et des *auto-intoxications* se produisent. On luttera contre elles par des *purgatifs*, parmi lesquels le *séné*, par des *antiseptiques* du tube digestif et des *toniques*.

L'*alimentation*, à toutes les périodes de la maladie, doit être l'objet de la sollicitude du médecin. D'une manière générale, le paralytique général a de la tendance à manger beaucoup, trop même ; il doit être rationné, tout en se souvenant qu'il fait des pertes considérables et que, par suite, son alimentation doit être substantielle et plus abondante qu'en temps normal.

Beaucoup plus rarement, le malade refuse de manger. Ces refus sont souvent passagers, liés qu'ils sont à quelques troubles gastro-intestinaux qu'un évacuant fait disparaître ; mais, dans certains cas, ils sont plus persistants, et on doit se servir de la sonde œsophagienne.

L'alimentation doit être encore surveillée à un autre point de vue. A un moment de l'évolution de la maladie, dans les dernières périodes surtout, il se produit une parésie des muscles de la déglutition, et, si on n'a pas soin de couper le pain et la viande du malade, il s'asphyxie.

Malgré que le paralytique général mange beaucoup, à une certaine période, il maigrit, des troubles divers de la *nutrition*, parmi lesquels le marasme ou la cachexie, apparaissent, et des *eschares* se produisent, surtout au niveau du sacrum.

Pour lutter contre ces lésions, il faut d'abord de très grands *soins de propreté*; il faut éviter que les matières fécales, les urines qui, à ce moment de la maladie, échappent involontairement, viennent les contaminer. Il faut, en outre, les soigner. Après de nombreux essais portant sur de multiples agents, toniques et désinfectants, nous nous sommes arrêtés à l'emploi d'un mélange de *poudre de quinquina et de charbon*. Nous faisons laver la plaie, soit avec une décoction, soit avec de l'extrait de quinquina; puis, une fois qu'elle est bien détergée, nous la saupoudrons de la poudre dont nous venons de parler, nous humectons de nouveau cette poudre avec de la décoction de quinquina ou de l'extrait, et nous la maintenons sur place par un bandage.

Le foie, surtout dans la paralysie générale alcoolique, pose assez souvent des indications. Il se produit volontiers, du côté

de cet organe, des scléroses, des dégénérescences, ces dernières
à marche parfois aiguë.

La fonction urinaire, ordinairement moins atteinte dans les
premières périodes de la maladie, l'est, au contraire, à peu près
constamment dans les dernières; aussi faut-il, à ce moment, la
surveiller avec soin. Si le plus souvent, en effet, les malades
urinent simplement sous eux, ce qui nécessite de les conduire
très souvent aux water-closets et de prendre les plus grandes
précautions de propreté, d'autres fois, il se produit, au contraire,
une rétention d'urine qui s'accompagne parfois d'émissions
par regorgement. Cette rétention peut être le point de départ de
résorption toxique et de troubles divers. Dans ce cas, le *sondage*,
répété plusieurs fois par jour, est nécessaire et peut être suivi
d'*injections boriquées*, de *bains de siège*, etc.

Le cœur a souvent besoin d'être régularisé et soutenu dans les
dernières périodes de la maladie. On emploie alors, suivant que
le muscle est plus ou moins altéré, la *digitale*, la *caféine*, etc.

Quant au *système respiratoire*, il se produit facilement des
accidents broncho-pneumoniques contre lesquels, à côté des
contre-stimulants, il est bon d'employer les *toniques* et les *révulsifs locaux*.

ERRATA

Page 5, Tabl., 3e col.,   au lieu de : *Alcoolisme combiné avec 24,*
                     lire : *Alcoolisme combiné avec 25.*

—   —   au-dessous de : *Paludisme,*
                     ajouter : *Ataxie locomotrice.. 1*

Page 6, Dern. ligne,   au lieu de : *Traitement pathogénique,*
                     lire : *Traitement.*

Page 42, Ligne 27,   au lieu de : *processus morbide,*
                     lire : *processus involutif.*

Page 46, Ligne 14,   au lieu de : *56 fois,* lire : *57 fois,*

—   —   au lieu de : *27 °/o,*   lire : *32 °/o.*

—   Ligne 27,   au lieu de : *41 fois sur nos 55 cas,*
                     lire : *43 fois sur nos 57 cas.*

Page 76, Ligne 26,   au lieu de: *dans les 67 autres cas,*
                     lire: *dans les 68 autres cas.*

Page 125, Ligne 33,   au lieu de: *dix-neuf observations,*
                     lire: *vingt observations.*

—   Ligne 34,   au lieu de : *dans ces dix-neuf cas,*
                     lire: *dans ces vingt cas.*

Page 169, Ligne 9,   au lieu de : *n'aboutit plus tard à la maladie que,*
                     lire: *aboutit à la maladie plus tard que.*

Page 174, Ligne 19,   au lieu de: *24 fois,*   lire : *20 fois.*

—   Ligne 21,   au lieu de : *19 fois,*   lire: *20 fois.*

Page 181, Ligne 18,   au lieu de : *24,*   lire : *20.*

—   Ligne 21,   au lieu de: *153,*   lire : *154.*

Page 182, Ligne 15,   au lieu de: *153,*   lire : *154.*

TABLE DES MATIÈRES

CHAPITRE III.

CHAPITRE IV.

CHAPITRE V.

CHAPITRE VI.

CHAPITRE VII.

CHAPITRE VIII.

CHAPITRE IX.

CHAPITRE X.

CHAPITRE XI.

CHAPITRE XII.

DEUXIÈME PARTIE

TROISIÈME PARTIE

CHAPITRE II.

CHAPITRE III.

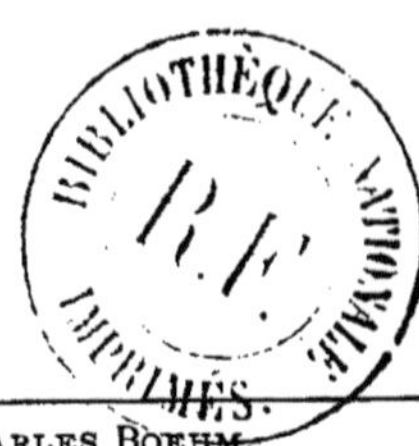

9 782019 987077